普通高等教育"十三五"规划教材

人体解剖生理学实验

高天欣　范翠红　主编

北京理工大学出版社
BEIJING INSTITUTE OF TECHNOLOGY PRESS

内 容 简 介

本教材以高等院校"生物医学工程"专业"人体解剖生理学"实验课程与教材建设为基础，共有动物实验和人体实验 27 个，基本涵盖组织、器官等生理学实验教学内容。涉及生理学、解剖学相关实验，及使用常见临床设备进行的人体实验。

教材坚持专业性、前沿性、实用性、简明性。结合生物医学工程专业交叉、融合的特点设计了一批原创性实验；增加了实验背景介绍、前沿介绍、实验前习题；配有原创彩图和解剖操作录像。

本教材适合高等院校生物医学工程专业人体解剖生理学实验教学，也可供相关科研人员参考。

图书在版编目（CIP）数据

人体解剖生理学实验 / 高天欣，范翠红主编. —北京：北京理工大学出版社，2017.8
（2019.8重印）

ISBN 978-7-5682-4221-9

Ⅰ. ①人…　Ⅱ. ①高… ②范…　Ⅲ. ①人体解剖学–人体生理学–实验–高等学校–教材　Ⅳ. ①R324–33

中国版本图书馆 CIP 数据核字（2017）第 145227 号

出版发行 / 北京理工大学出版社有限责任公司
社　　址 / 北京市海淀区中关村南大街 5 号
邮　　编 / 100081
电　　话 / （010）68914775（总编室）
　　　　　（010）82562903（教材售后服务热线）
　　　　　（010）68948351（其他图书服务热线）
网　　址 / http://www.bitpress.com.cn
经　　销 / 全国各地新华书店
印　　刷 / 北京虎彩文化传播有限公司
开　　本 / 787 毫米×1092 毫米　1/16
印　　张 / 7.5
彩　　插 / 8
字　　数 / 182 千字
版　　次 / 2017 年 8 月第 1 版　2019 年 8 月第 2 次印刷
定　　价 / 26.00 元

责任编辑 / 封　雪
文案编辑 / 封　雪
责任校对 / 周瑞红
责任印制 / 李志强

前言

接触人体解剖生理学实验以来，笔者一直在憧憬着一本专为生物医学工程专业学生写的人体解剖生理学实验指导书。为了这一心愿，笔者花了 10 年时间探索和积累。如今对着还有许多不足的这本教材，心中的惶恐怕要多于成就感。

生物医学工程（Biomedical Engineering，BME）是运用工程学的原理和方法解决生物医学问题，提高人类健康水平的综合性学科。是一门理、工、医相结合的边缘学科，是多种工程学科向生物医学渗透的产物。专业课"人体解剖生理学实验"是后续课程的重要接口。从这里，学生可以窥见今后所要面对的工程方法及其基本原理和数据处理方法等。好的实验使学生不但能巩固相关生物医学知识，还将对今后可能进入的声、光、电、力学、热学、信号处理、图像处理等专业方向有实际认识，提高专业归属感、增强动手能力和用工程思维考虑生理问题的能力。

专业特点需要人体解剖生理学实验教材具有涵盖多个学科的交叉性、融合性和一定的前沿性。这样的教材市面上还没有看到，编写工作是个挑战。

本书吸取医学专业已有的经典解剖操作实验，在此基础上，缩减动物解剖的要求，增加人体实验，特别是临床常用仪器的人体实验。介绍一些仪器的基本原理和简单数据处理方法，以适应生物医学工程专业学生的培养。

本教材有如下特点：（1）紧密结合 BME 专业特点；（2）尽量贴合 BME 专业的科研方向；（3）设计了基于临床常用仪器、设备的实验，介绍并引入了符合专业发展水平和趋势的实验仪器（如组织血氧仪、示波法血压测量仪等）；（4）设计了实验前习题，提高学生预习的效率和有效性；（5）将近年的科研论文综述提炼整理，作为背景知识，提高教材的时效性；（6）增加了心肺复苏等急救章节，使知识人性化更具实用意义；（7）配有由专业团队摄制的解剖操作录像；（8）重要解剖操作配有原创彩图。

本书在长期的酝酿过程中，学习了许多优秀教材的精彩内容，列于参考文献。

本书在编写过程中获得了清华大学李岳老师，北京理工大学生命学院陈颖、魏力中、闫天翼、刘伟峰老师和研究生刘博、王露露，本科生司东岳等的鼎力支持。他们参编和协助编写了部分章节，为部分实验内容提供了工具，为本书拍摄了部分照片。在此表示衷心的感谢！

最后感谢见到此文的读者，你们催生了这本书。因为你们，无数灯下忙碌的夜晚都有了意义。

编　者
2017 年 5 月

目 录
CONTENTS

第一章
概　论

人体解剖生理学是一门实验学科。人体解剖生理学实验给初学者提供了亲密接触生物组织、复现经典生理学实验的机会。通过实验，实验者能掌握一定的解剖技能，学会电生理仪器的使用方法，验证理论课所学生理学原理。实验涉及解剖技术、生物生理现象、电子学技术、化学试剂等多学科知识，是人体解剖生理学实验的特点，也是当今生物医学领域许多前沿研究的特点。从本实验开始，掌握交叉学科实验研究的基本技能，为今后的科研工作奠定基础，是本书的目的，也是读者应该树立的目标。

第一节　实验规则

实验前，学生必须认真阅读实验指导，完成实验预习报告。了解实验的目的要求、实验设计原理和注意事项，结合录像熟悉操作步骤，还应复习与本实验有关的理论部分，以提高实验的目的性和主动性，达到进一步巩固有关理论知识的效果。

实验中，学生应遵守纪律，不迟到，不早退，因故不能参加实验者提前向老师请假。

保持实验室安静，不得大声喧哗，以免影响他人实验，上课不能打电话、玩手机。

实验用器材、物品要摆放整齐，便于操作。注意保持实验桌面的清洁卫生，随时清除污物。实验桌上不得放置与实验无关的物品。特别是食物和饮料严禁带入实验室。

不经教师许可，不得动用他人或他组的仪器用品。公用物品在使用后应放回原处，以免影响他人使用。

实验结束前请教师审查实验结果。如有错误，及时补救。未经教师许可，学生不得擅自终止实验或离开实验室。

实验后学生要做好实验器材的清洗、整理和实验室清扫工作。应将实验用具整理就绪，放回原处。对于解剖器械和可回收材料，实验者在老师指导下清洗整理后，按要求统一摆放；而对于一次性耗材，则应按照相关的实验室管理规定进行统一处置。所用手术器械擦洗干净，并用纱布擦干，剪刀等器械要打开，放在托盘中晾干。切断电源。仪器各按钮归零位。实验前后按清单检查清点实验用具，如有破损或缺少，及时报告实验员，做好实验动物、耗材和器械的登记记录，为管理和购置相关物品提供依据。

值日生按照老师安排和要求，做好实验室的清洁卫生工作，妥善处理实验动物，不可自行处理，尤其不能将未处死的动物随手丢弃。动物尸体及其排泄物，以及血迹、废弃的药品要立即进行清理。动物尸体和组织要统一装袋冷冻处理，不能与其他垃圾相混。实验后，关闭水源、电源，经教师允许方可离开实验室。

离开实验室前，学生应做好个人清洁工作，用肥皂、流动水洗手，双手反复搓洗。

整理实验记录，按教师要求书写实验报告，下次上课时将实验报告及时交给教师，无特殊原因不得拖延。

第二节　实验报告的撰写

实验报告是记录实验过程、实验结果、实验分析和结论的报告。实验报告要将实验中观察到的现象，得到的结果真实呈现，不能篡改实验结果，不能抄袭。实验者要有探索求真的精神，即便是重复前人的实验，也要拿出探索精神，追求真理，敢于怀疑前人的结论，并深入探讨。即使实验分组进行，实验报告也应每人独立完成。实验报告要求语言通顺，文字清楚，表达明了。可按照以下实验报告格式和内容书写实验报告。

1. 格式

姓名	专业	组别	同组者
日期		室温	
		实验题目	
实验目的和要求			
实验原理			
实验对象和实验器材			
实验方法和步骤			
注意事项			
实验结果			
分析讨论			
实验结论			
思考题			
参考文献			

2. 内容要求

一份优秀的实验报告，就是一篇科技论文的雏形。实验报告的撰写，本身就是对实验者用文字、图、表等记录科研方法、过程、结果的锻炼。

实验报告中的实验目的和要求、实验原理、实验对象和实验器材等部分，参考实验指导书撰写，文字力求简练。

实验方法和步骤：在读懂指导书要求的前提下，做简单摘要，画出流程图，供实验时参考。自行设计的实验必须详细写明实验方法。

实验结果：实验结果是实验报告的重要部分。实验中测得的数据不是实验结果。实验结果要对原始数据进行处理、分析，根据数据特点，精心设计，用表格、曲线、图片等形式呈现给读者。这部分往往是同学们的盲区和弱点，需要更多关注。

分析讨论：分析讨论是根据所学的理论知识，对实验结果进行科学的分析和解释，并判断实验结果是否与理论相符合。如果出现矛盾，应分析其中的原因。讨论是实验报告的精华，需要在独立思考、小组讨论等基础上归纳而来，阐释实验结果更深层的含义。往往对于同样的实验结果，会产生不同的分析讨论，分析讨论体现着研究者的洞察力和质疑意识，是研究者功力的体现。

实验结论：实验结论从实验结果和分析讨论中归纳出来，有高度概括性，是对实验的简要总结。

第三节　生理实验常用的仪器和手术器械

随着生物医学学科的发展，分立的生理刺激系统、探测系统、信号调节系统和记录系统被整合为各类生物医学信号采集处理系统。本书在附录 A 中以 Pclab 为例介绍了这类系统。下面介绍常见刺激器、传感器和各种常用手术器械。

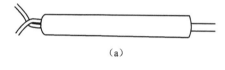

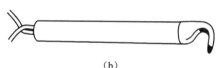

图 1–1　刺激电极示意图
（a）普通电极；（b）保护电极

一、常用刺激器

1. 刺激电极

刺激电极根据其性能可分为普通电极和保护电极等（图 1–1）。

普通电极和保护电极多用银丝或不锈钢丝制成，一般将一条或两条金属丝镶嵌在有机玻璃或硬塑框套内，刺激端裸露，作为细胞外刺激用。保护电极的绝缘框套在刺激端弯曲成钩状，金属丝包埋其中，金属丝仅保留钩内一面裸露，以便施加刺激时，保护其周围的组织免受刺激。

图 1–2　锌铜弓

2. 锌铜弓

在生理学实验中，锌铜弓是检验神经或肌肉标本机能活性最常用而简易的刺激器（图 1–2）。

当锌铜弓与神经或肌肉标本接触（标本表面必须湿润），电流便沿 Zn—可兴奋组织—Cu 方向流动，而产生刺激作用。神经或肌肉的电刺激阈值非常小，所以仅用锌铜弓接触，即可构成刺激，检验组织的机能活性。

二、传感器

传感器可将非电性质的生理现象，如机械、热、声、光、磁等能量形式转变为电信号，然后把这种电信号经过前置放大器放大，显示或记录在显示器或记录仪上。

传感器有张力传感器、压力传感器、温度传感器、声传感器、光传感器等。其中以张力传感器与压力传感器在生理学实验中应用最为广泛。

1. 张力传感器

张力传感器又叫机械–电换能器，其外形如图 1–3 所示。悬梁臂由弹性较好的合金制成。在悬梁臂两侧贴有应变片，与来自换能器引线的电源构成惠斯登桥路，因此，当换能器悬梁臂被牵拉时，其两侧的应变片受牵拉一侧的挤压，从而一个阻值变小，一个阻值变大，改变了电桥的平衡状态，就会输出相应的电压，经其他仪器放大并记录出来。

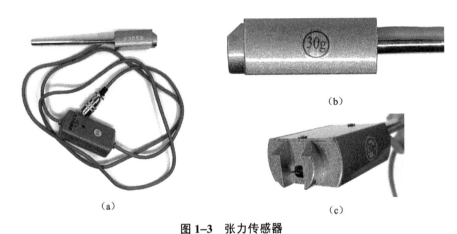

（b）

（a）　　　　　　　　　　　　　　　　（c）

图 1–3　张力传感器

（a）完整的张力传感器；（b）传感器上贴的量程；（c）传感器的弹簧端

张力传感器有方向性，使用时其上文字应正立。要根据量程（如 50 g、30 g）选择传感器和设置软件中的量程参数。扎线应垂直于悬梁臂，长短适宜。实验前张力传感器可进行软、硬件调零。

2. 压力传感器

压力传感器用于将血压等液体压力信号转换为电信号。压力传感器的原理是惠斯登电桥，只是两组应变片贴于换能器内弹性扁管的两侧。压力传感器在使用时应向其压力腔内充灌液体传动。

3. 引导电极

若要观测生物组织产生的电信号（如动作电位），可用引导电极将信号导入生物信号采集系统。引导电极不转换信号，与刺激电极功能相对，起到将生物组织电信号输入电子设备的作用。

三、其他常用手术器械

1. 神经屏蔽盒

神经屏蔽盒内部为蜡，侧壁有 7 根金属电极柱和一个固定标本骨骼用的螺栓。其中除一根接地电极与屏蔽盒外壳相连外，其他 6 根电极柱均不与外壳接触。剥离的神经标本搭在盒内电极上，必要时盖上盒盖保湿。实验时在电极上施加刺激或引出信号进行观察（图 1–4）。

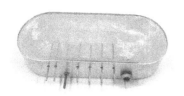
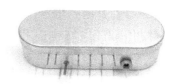

图1-4 神经屏蔽盒

2. 支架和双凹夹

支架又称铁架台；双凹夹（图1-5）用来将传感器等设备固定在支架上。

3. 滑轮

滑轮用来改变力的方向。方便实验装置搭建（图1-6）。

4. 蛙心夹

蛙心夹用来夹住蛙心，通过尾部手术线固定在实验装置上进行操作（图1-7）。

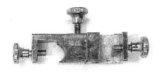
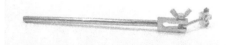

图1-5 双凹夹   图1-6 滑轮   图1-7 蛙心夹

5. 蛙板

蛙板是用蟾蜍或蛙进行手术时使用的塑料板或木板（图 1-8）。塑料蛙板上的橡胶塞用于插针固定组织。借拔掉胶塞的孔可进行显微镜下血液循环观察等实验。

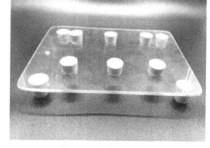

图1-8 塑料蛙板）

6. 玻璃分针

玻璃分针是专用于分离神经与血管的工具（图1-9）。有直头与弯头之分，尖端圆滑，分离时不易损伤神经或血管。玻璃分针尖端容易碰断、破裂，使用时要小心。可用食指轻触针尖，如尖端不再圆滑则易损伤组织，不可再使用。

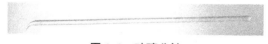

图1-9 玻璃分针

7. 蛙心套管

蛙心套管是用于蛙心实验时插入蛙心血管的工具（图1-10）。蛙心套管夹（图1-11）用于夹持蛙心套管，可通过双凹夹固定于支架上。

图1-10 蛙心套管   图1-11 蛙心套管夹

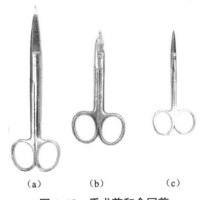

图 1-12　手术剪和金冠剪

（a）大剪刀；（b）金冠剪；（c）眼科剪

8. 手术剪

手术剪主要用于剪皮肤或肌肉等处软组织。此外，也可用来分离组织，即利用剪刀的尖端，插入组织间隙，分离无大血管的结缔组织等。手术剪分尖头和圆头两种，其尖端还有直、弯之别。图 1-12（a）为大剪刀。还有一种小型手术剪，眼科剪，主要用于离断血管或神经等柔软组织。眼科剪也有直头（图 1-12（c））与弯头之分。执剪方式如图 1-13 所示。

9. 金冠剪（技工剪）

金冠剪（图 1-12（b））是生理学实验中常用的手术器械，特别是在蛙类手术中。金冠剪形状短粗，尖端较短，易于着力，可用于剪骨骼等。执剪方式如图 1-13 所示。

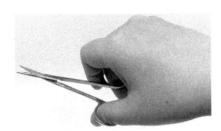
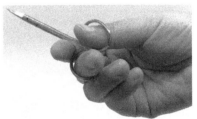

图 1-13　执剪方式

10. 手术镊

手术镊主要用于夹持或牵拉切口处的皮肤或肌肉组织。手术镊有圆头、尖头两种，又有直头和弯头，有齿和无齿之别，而且长短不一，大小不等。图 1-14 为蛙类手术中常用直头无齿手术镊。执镊方式如图 1-15 所示。

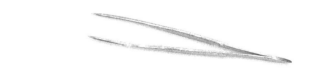

图 1-14　直头无齿手术镊

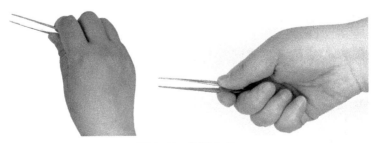

图 1-15　执镊方式

11. 毁髓针

毁髓针是专门用来毁坏蛙类脑髓和脊髓的器械。分为针柄和针部（图1–16）。毁髓针的使用方法在蟾蜍双毁髓操作中介绍。

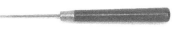

图1–16　毁髓针

【思考题】

1. 为什么说"在生理学的研究中，特别是基础理论研究中，合理地选择实验动物，常常是实验成败的关键，但并非愈是高等动物愈好"？请结合实验内容，举例说明。

2. 观察神经屏蔽盒的7根电极，是否完全一样？思考在测量神经干动作电位传导速度时，刺激电极和检测电极该如何连接到这7根电极上？

3. 指出图1–17中各手术器械的名称和用途。

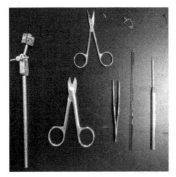
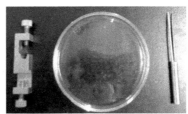

图1–17　手术器械图

4. 说出张力传感器的使用方法和注意事项。

第四节　解剖实验的卫生安全防护

人体解剖生理学实验，涉及动物解剖、化学药物使用、电子仪器操作等诸多方面，因而需要在生物安全、化学安全、用电安全等多方面做好安全防护工作。以下分别论述。

一、实验动物管理及生物安全

实验开始前1～2天，实验室负责人从有实验动物生产许可证的供应单位购买实验动物，且尽量选择清洁级以上的动物。由于实验动物很可能携带人畜共患病病原体，为降低感染的可能，所以将实验动物安置在固定区域，供课上实验使用。实验后，务必将动物尸体和沾有血及其制品的物品等统一回收并交由相关部门认可的具有处理资质的部门统一处置，不得擅自处置或丢弃。

为避免操作不规范造成动物体内的病原微生物扩散，解剖动物的实验过程中实验者要戴一次性手套进行操作。实验中万一发生不慎被动物咬伤或抓伤的事件应及时处理伤口。如伤口不大，出血少，用碱性洗涤剂（如肥皂水）清洗创口，用干净柔软的纱布或毛巾将伤口周围擦干，适当包扎或贴上创可贴，注意：不要用药棉或有绒毛的布直接覆盖在伤口上。如伤口较大，出血较多，确定伤口内没有异物后，应用干净的纱布块或手帕（或其他干净布料）盖住创口，用手直接按压，持续用力压迫止血，可再用弹性绷带包扎。若还不能止血，可在伤口近心端扎上止血绷带，在明显的部位注明结扎止血带的时间，之后每隔 40～50 分钟松解一次，以防组织缺血坏死。迅速去医院处理伤口并注射人用狂犬病疫苗或采取其他免疫措施。本实验课所用实验动物以蟾蜍为主，如果实验过程中蟾蜍耳后腺毒液不慎溅入眼睛，需要立即用大量生理盐水冲洗，并尽快到医院检查。

二、实验药品管理

解剖生理学实验用到很多种常规化学药品。一般不易变质、不易挥发、燃点低的试剂由教师分类存放于阴凉干燥通风处；液体试剂于实验前由教师统一配制，供课上使用，并在保质期内用完；有特殊性质的药品，必须按照要求存放。对于实验过程中产生的废液不得随意丢弃或任意排放，应该统一收集并处理，由实验设备管理处统一处理，防止环境污染。

三、其他安全问题

水银体温计和血压计一旦被打破或发生泄漏，会对人体产生危害。可以按如下办法处置：① 开窗通风。② 戴上手套、口罩，用纸片等工具把水银收集到密封容器中。③ 细小汞滴可撒硫黄粉末，使之生成不易溶于水的棕色硫化汞再收集。注意不要吸入硫黄粉。④ 用 5%～10%三氯化铁或 10%漂白粉溶液冲洗已被汞污染的地面。⑤ 若汞滴散落在被褥、衣服上面，应尽快找出汞滴，并按上述方法进行处理，还要将被污染的被褥和衣服在太阳下充分晾晒。⑥ 接触过汞的物品要统一收集、处理。注意：① 不能直接用手摸、用吸尘器吸或用扫帚扫；② 不要把汞扔进马桶或冲进下水道；③ 接触到汞的物品要妥善处理，避免二次污染；④ 如伤口碰到汞，应到医院中毒防治科进行检查，出现中毒现象要进行治疗。

尖锐的废弃物如破碎的玻璃制品或手术刀片等，应置于专门容器内，避免扎伤。

电子仪器应检查其电源和接地情况，防止漏电。

（本节作者　陈　颖）

第二章
预备实验与实验设计

实验 1　生理学实验常用仪器的使用方法

【目的要求】

（1）学习生理学实验常用仪器的使用方法。
（2）熟悉传感器的使用方法。
（3）学习生理信号的采集、记录与处理方法。
（4）学习设置不同刺激方式与参数的方法。

【课前习题】

1. 阅读附录 A，了解生物医学信号采集处理系统的软硬件。
2. 在电脑上安装操作软件。对照附录 A 进行预习。

【实验器材】

计算机采集系统、张力传感器。

【方法步骤】

（1）学习所用生物医学信号采集处理系统的使用方法，熟练掌握开机与关机、实验工作界面进入与退出的操作方法。了解仪器与计算机的安装连接方法。
（2）掌握系统软件复位的方法。
（3）掌握输入通道的选择与不同生理信号的输入方法。
（4）掌握选择扫描速度的方法，并认清横坐标表示的时间信号。
（5）掌握通道基线调零、上移、下移、显示与隐藏的方法。
（6）掌握控制扫描开关（开、暂停与停止实验）的方法，并学会保存实验记录、反演记录及剪辑、复制实验结果的方法。
（7）学习各种显示方式的选择方法。
（8）学习刺激器参数设置中，各项刺激参数的调节方法与刺激标记的使用方法。

（9）学习输入信号的增益调节法。

（10）学习显示通道的背景色、格子色、格子种类与信号色的选择方法。

（11）学习使用通用标记与时间标记的方法。

（12）学习从实验设置中选择实验项目的方法。

（13）学习编辑实验标记的方法。

（14）学习生理信号的显示与记录方法。

按仪器使用方法操作，将张力传感器分别接入每个通道，选择正确的输入信号。开始扫描。用手轻轻晃动张力传感器簧片，调节该通道的增益与扫描速度，观察扫描曲线的变化。

（15）学习扫描曲线的测量方法与处理数据的方法。

选择自己认为漂亮、需要测量的图形，按下实验暂停图标，用软件提供的区间测量或两点测量方法，测量频率、幅度、斜率与比值等。再学习使用软件提供的数据处理方法，练习处理实验数据。

（16）剪辑、复制并打印选中的实验结果。

（17）按教师要求，学习实验报告的书写方法。

【思考题】

1. 接入张力传感器，在张力为零时对 Pclab 采集系统进行信号调零。

2. 说出 Pclab 界面（图 2-1）快捷工具按钮的作用：

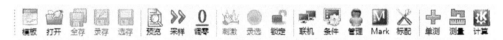

图 2-1 工具栏（见彩插）

3. 如何恢复"标准配置"？采样条件设置窗口（图 2-2）如何打开？窗口内各项有何意义？针对不同实验该如何选择？什么时候必须使用示波器方式？

4. 什么是"串长"？什么是"延时"？一般实验时，刺激设置的延时应调至_____。

5. 列举 Pclab 的 7 种刺激模式，解释"延时、波宽、幅度、主周期、间隔、串长、串间隔"的含义。调出一个幅度为 1 V，频率为 30 次/s，每周期脉冲数为 35 的串刺激，并记录刺激波形。

6. 调出一个"自动间隔调节"类型的刺激，参数如下："波宽" 0.1 ms、"幅度" 0.5 V、"首间隔" 30 ms，"末间隔" 1 ms、"延时" 5 ms、"增量" 1 ms、"主周期" 1 s。

7. 选择一幅满意的波形，试将实验报告连同当前屏幕的波形导入 Word 做进一步处理。

8. 根据蛙类实验具体要求，调出实验 5、6、7、8、9、14 所需的刺激。

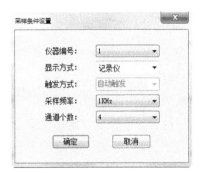

图 2-2 采样条件设置窗口（见彩插）

9. 一个周期刺激，延时 10ms，波宽 10ms，主周期 200ms，每周期脉冲个数为 3，时间间隔 20ms，周期个数为 2。第一个串刺激最后一个脉冲到第二个串刺激第一个脉冲之间，距离多少毫秒？

10. 如何预览刺激？

实验2　实验设计

【实验目的】

进行实验设计，可以引导学生训练科学的思维方法、树立创新意识与钻研精神，培养学生探索未知领域的积极性与主动索取知识的能力；同时，还可以培养学生严谨的科学态度与实事求是的工作作风。

【设计要求】

实验设计应在教师的指导下完成。考虑到学生应熟悉常用生理仪器的操作和使用方法，并掌握动物实验的一般技术，通常安排在实验课的最后几周进行。

教师可预先提出实验设计要求，介绍本实验室的现有条件，对动物、设备、药品等方面的准备要细致，使学生可以充分利用所需的条件。

学生设计的实验要有创新性。要在原有实验指导的基础上有所创新，通过查阅文献资料，提出解决问题的思路，并对其科学性和可行性进行论证。最后提出实验方案。

实验设计选题应包括以下内容：设计的科学依据，拟解决的关键问题，采用的方法手段，观察内容和测定指标，预期结果等。建议在教师的指导下，以小组为单位进行开题报告。

一个完整的实验设计如同申请一项科研课题，应包括：

（1）课题名称。

所设计实验的题目，要具体、明确、清楚。

（2）目的与意义。

设计的实验要解决什么问题，有何理论或实际意义。

（3）基本原理。

所设计实验的科学依据。

（4）动物、器材与药品。

所需动物的种类、实验仪器和药品清单。

（5）进行实验的方法、步骤、观察指标与程序。

（6）预期结果。

验证原理或新的发现。

【参考选题】

1. 心肌细胞动作电位与骨骼肌细胞动作电位的比较。
2. 利用蟾蜍离体心脏观察影响心输出量的各种因素。
3. 温度、体位、呼吸、运动对血压的影响。
4. 负荷对心肌收缩力的影响。
5. 神经冲动传导速度的测定。
6. 脑电认知实验。
7. 其他你感兴趣且实验室能提供条件的课题。

第三章

蛙 类 实 验

本章实验前，请先阅读附录 B 内容，了解蟾蜍生理解剖知识。

实验 3　蟾蜍的解剖

【目的要求】

（1）学习蛙类动物双毁髓的方法。

（2）熟识蟾蜍的外形与内部构造，了解两栖动物的一般特征。

【实验原理】

蟾蜍在生理学实验中应用非常广泛，其循环系统、神经系统以及肌肉均为生理学常用的实验材料。

【课前习题】

1. 阅读附录 B，了解蟾蜍生理解剖知识。

 2. 观看录像《蟾蜍的解剖》，熟悉解剖操作。

【动物与器材】

蟾蜍、金冠剪、眼科剪、眼科镊、毁髓针、蛙板。

【实验方法及步骤】

1. 蟾蜍的外形观察（图 3-1）

蟾蜍的头部有一对圆形的鼻孔。眼具上、下眼睑和瞬膜。眼的后方有一对耳后腺，耳后腺下方是鼓膜。蟾蜍身体皮肤粗糙，表面具有大小不一的疣状突起，躯干部末端为泄殖腔孔。蟾蜍前肢有 4 指，后肢 5 趾，趾间具蹼。雄性蟾蜍前肢 1～3 指基部有黑色突

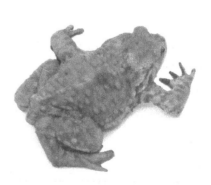

图 3-1　蟾蜍的外形观察（见彩插）

起的黑疣，称婚垫，交配时雄性借以拥抱雌性，雌性则无。

2. 蟾蜍的双毁髓

一手握住蟾蜍，背部向上。左手小指和无名指夹住蟾蜍后肢，中指和食指夹住蟾蜍前肢，用拇指压住蟾蜍的头部，使头端向下低垂；另一手持毁髓针，由两眼之间沿中线向后触划，当触及两耳中间的凹陷处（此处与两眼的连线成等边三角形）时，持针手即感觉针尖下陷，此处即是枕骨大孔的位置。将毁髓针由凹陷处垂直刺入，即可进入枕骨大孔。然后将针尖向前刺入颅腔，在颅腔内搅动，以捣毁脑组织。如毁髓针确在颅腔内，实验者可感到针尖触及颅骨（图3-2）。再将毁髓针退至枕骨大孔，针尖转向后方，与脊柱平行刺入椎管，以捣毁脊髓，实验者可感到针在一狭窄管腔内运动，触及管壁有轻微声响（图3-3）。彻底捣毁脊髓时，可看到动物的后肢突然蹬直，而后瘫软如棉，此时的动物为双毁髓动物。

如动物仍表现四肢肌肉紧张或活动自如，必须重新毁髓。操作过程中应注意使蟾蜍头部向外侧且略向下倾斜（不要挤压耳后腺），以防耳后腺分泌物射入实验者眼内（如被射入，则需立即用生理盐水冲洗眼睛）。

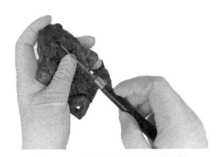

图3-2　捣毁脑组织（见彩插）

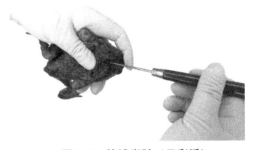

图3-3　捣毁脊髓（见彩插）

3. 蟾蜍的解剖和观察

提起蟾蜍的皮肤，沿蛙腹部正中线剪开皮肤和肌肉（注意别剪到腹壁上的血管，可用镊子轻提起皮肤和肌肉，再用眼科剪剪，剪尖向上挑，以免损伤脏器）。

观察蟾蜍的呼吸系统，包括口腔、鼻腔、喉气管室、肺。

观察蟾蜍的消化系统，包括食道、胃、肠、肝脏、胰腺。

观察蟾蜍的循环系统，包括心脏（心室、心房）、动脉圆锥、静脉窦。

观察蟾蜍的泄殖系统，包括肾脏、膀胱、泄殖腔、卵巢（雌性）、输卵管（雌性）、子宫（雌性）、精巢（雄性）、输精细管（雄性）、脂肪体、毕达氏器（雄性有，雌性年老后退化）。

解剖图如图3-4～图3-6、图3-37、图3-42、图B-9所示。

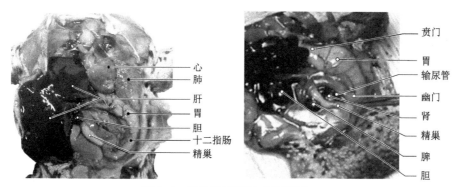

图 3-4 雄性蟾蜍解剖（见彩插）

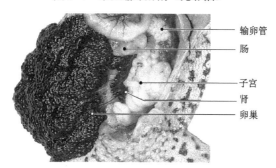

图 3-5 雌性蟾蜍解剖（见彩插）

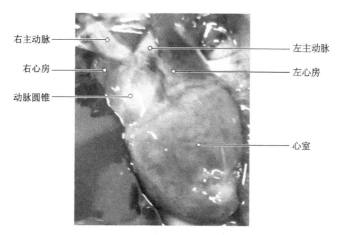

图 3-6 蟾蜍的心脏（见彩插）

【思考题】

1. 观察蟾蜍，其背侧颜色为_____，腹侧颜色为_____。

2. 蟾蜍前肢有几指？是否有脚蹼？蟾蜍后肢有几趾？是否有脚蹼？

3. 测量蟾蜍的体长，从头最前端到尾骨的末端（不包括腿）。与其他组的数据对比。

	你的蟾蜍	蟾蜍 2	蟾蜍 3	蟾蜍 4	蟾蜍 5	平均长度
蟾蜍体长/cm						

4. 找到蟾蜍眼睛，观察瞬膜的颜色_____，眼睛的颜色_____。

5. 蟾蜍的舌长在口腔的（前/后）端。

6. 蟾蜍口腔有如下器官，请在图3-7中标注各个器官位置。

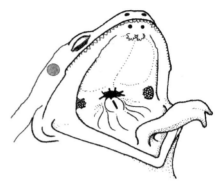

　　a. 食管，与胃相连。

　　b. 耳咽管，在蟾蜍游泳时平衡内耳压力。

　　c. 声门，通肺，呼吸和发声器官。

　　d. 牙齿。蛙的口腔顶部和上颌边缘各有一排细小的牙齿，用于防止猎物滑脱。蛙是肉食动物，进食时不咀嚼，直接吞咽。观察蟾蜍是否有牙，与蛙进行对比。

图3-7　蛙口腔结构示意图

　　e. 内鼻孔，与外鼻孔相连。

7. 蟾蜍体腔有如下器官，请在图3-8中标注各个器官位置。

　　a. 脂肪体，佛手状橘黄或黄色结构。通常紧贴腹壁。

　　b. 腹膜，蛛网状膜，覆盖许多器官。

　　c. 肝，体腔内最大的结构。褐色，分三叶：右叶、左前叶和左后叶。分泌胆汁，用于消化脂肪。

　　d. 心脏，在肝脏上方。三角形。顶部是左右两心房，底部是唯一的心室。心房上有动脉圆锥。

　　e. 肺，在心和肝的后下方，海绵样器官。

　　f. 胆囊，肝脏下方小的绿色囊，用于储存胆汁。

　　g. 胃，在肝下方弯曲，是主要消化器官之一。下与小肠相连。

　　h. 小肠，与胃相连的较直的部分是十二指肠，其后弯曲且被肠系膜包裹的部分为回肠。肠系膜上的血管将小肠内吸收的营养物质输送走。

　　i. 大肠，小肠末端膨大成大肠，后汇入泄殖腔。

　　j. 脾，位于肠系膜折叠处，深红色球状物，用于储存血液。

　　k. 食管，连接口腔和胃。

8. 离体并观察胃内部结构，测量小肠长度。

9. 泌尿生殖系统有如下器官，请在图3-8中标注各个器官位置。

　　a. 肾，扁平豆状器官，背部下方，靠近脊柱，深色。过滤血液中的废物。

　　b. 精巢，雄性特有，在肾腹面内侧，色浅，呈长条的卵圆形。

　　c. 输卵管，雌性特有，肾外侧环绕的卷曲结构。

　　d. 膀胱，体腔最低处的空囊，储存尿液。

　　e. 泄殖腔，尿液、精液和卵的出口。

10. 在图3-9中进行标注。

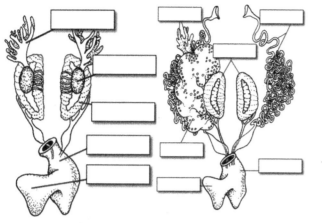

图 3-8　蟾蜍泌尿生殖系统示意图

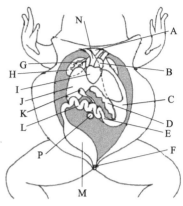

图 3-9　蟾蜍解剖示意图

11. 实验结束后的蟾蜍心脏是否还在跳动？

实验 4　坐骨神经–腓肠肌标本的制备

【目的要求】

（1）熟悉蛙类的坐骨神经及后腿肌肉解剖结构。

（2）学习并掌握蛙类坐骨神经–腓肠肌标本的制备方法。

【实验原理】

蛙类的坐骨神经–腓肠肌标本可以用于观察神经肌肉的兴奋性和肌肉的收缩。

【课前习题】

1. 阅读附录 B，学习蛙腿部肌肉的形态及分布。

2. 蟾蜍毁脑到什么程度可以进行下一步实验？

3. 如何保持标本在实验过程中机能稳定？

 4. 观看《坐骨神经腓肠肌标本的制备》录像，绘制解剖步骤流程图。

【动物与器材】

蟾蜍、常用手术器械（金冠剪、大剪刀、眼科剪、眼科镊、毁髓针和玻璃分针）、蛙板、固定针、锌铜弓、培养皿、污物缸、棉球、手术线、任氏液。

【实验方法及步骤】

1. 蟾蜍的双毁髓

方法同实验 3。

2. 坐骨神经–腓肠肌标本制备

（1）剥制后肢标本。

一手将双毁髓的蟾蜍沿脊柱提起，另一手用金冠剪横向将蟾蜍耳后腺后缘水平位的脊柱剪断（图 3–10）。然后提着被剪断的脊柱的后端，蟾蜍的内脏自然下垂，另一手用大剪刀沿着剪开的脊柱的两侧剪开皮肤（图 3–11（a）～（c）），去掉躯干的上部和内脏（勿损伤脊神经）（图 3–11（d））。

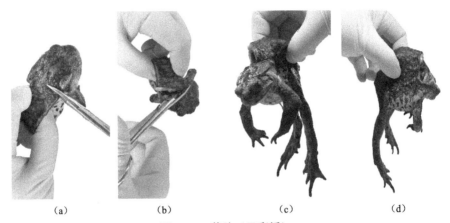

（a） （b） （c） （d）

图 3–10 剪脑（见彩插）

（a）用金冠剪横向将蟾蜍耳后腺后缘水平位的脊柱剪断；（b）侧面观；（c）剪脑后正面观；（d）剪脑后侧面观

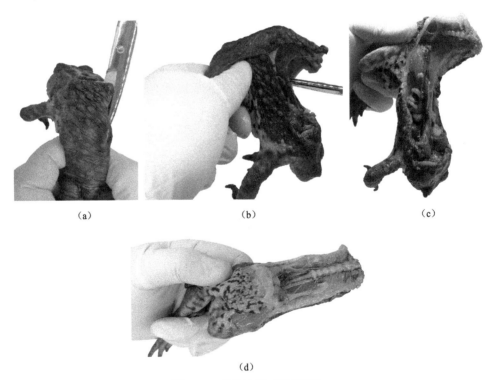

（a） （b） （c）

（d）

图 3–11 剪掉内脏（见彩插）

（a）用大剪刀剪开脊柱两侧的皮肤；（b）进一步剪开；（c）去掉倒垂下来的躯干的上部和内脏；（d）去掉内脏后的标本

一手捏住脊柱后端，另一手向后撕剥皮肤。如果下肢撕皮困难，可在撕皮至股部时，用手勾住双股中间后再行撕剥（图 3-12）。将剥干净的后肢放入任氏液中备用。清洗手及用过的手术器械。注意：操作过程中不可将剥皮后的标本同皮肤、内脏等弃物放在一起。

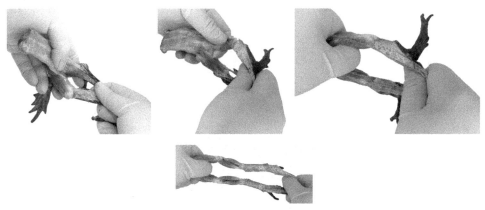

图 3-12 撕剥皮肤（见彩插）

（2）分离两后肢。

将去皮的后肢腹面向上置于蛙板上。用金冠剪纵向剪开脊柱，并沿着两后肢相连的肌肉组织和耻骨联合中线剪开，使两后肢完全分离（图 3-13）。将分开的后肢，一只继续剥制标本，另一只放入任氏液中备用。

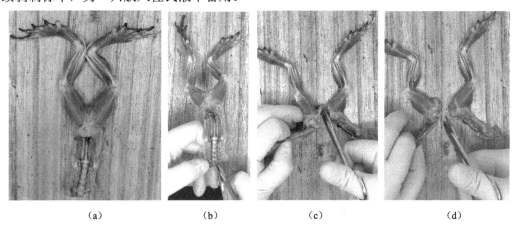

（a）　　　　　　（b）　　　　　　（c）　　　　　　（d）

图 3-13 分离两后肢（见彩插）

（a）剥皮后的标本；（b）用金冠剪纵向剪开脊柱；
（c）沿着两后肢相连的肌肉组织和耻骨联合中线剪开；（d）两后肢完全分离

（3）暴露坐骨神经。

将手术线用任氏液浸湿，在坐骨神经靠近脊柱端穿线打结，如图 3-14 所示。

将一侧后肢的脊柱端腹面向上，趾端向外侧翻转，使其足底向上，用固定针将标本固定在蛙板上（图 3-15）。在脊椎下段可以看到脊神经中最粗的坐骨神经，它朝大腿走向，在大腿基部，坐骨神经在股二头肌和半肌膜之间（图 3-15）。用玻璃分针沿坐骨神经向大腿方向分离，暴露出坐骨神经直达蟾蜍膝关节处。

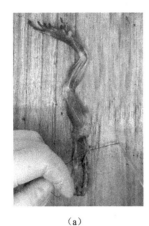
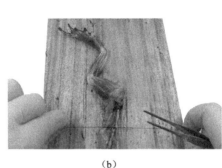
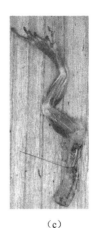

（a）　　　　　　　　　　　（b）　　　　　　　　　　　（c）

图3-14　在坐骨神经靠近脊柱端穿线打结（见彩插）

（a）用玻璃分针将线从神经下拉过；（b）打结；（c）打结后的标本

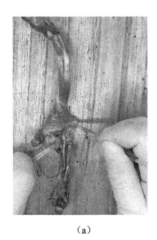
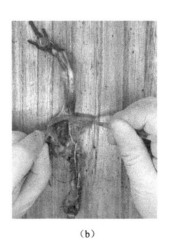

（a）　　　　　　　　　　　　　　（b）

图3-15　将标本固定在蛙板上，用玻璃分针从上到下分离开大腿肌肉，露出坐骨神经（见彩插）

（a）分离肌肉；（b）进一步分离

（4）游离腓肠肌。

腓肠肌是蟾蜍小腿的一块突出的肌肉。掉转蛙板，用眼科镊（尖头镊）在腓肠肌跟腱下面穿手术线，打结，扎紧。剪断结扎线，保留大约1 cm的线头，提起线头，用眼科剪剪断跟腱，游离腓肠肌到膝关节处（图3-16）。

（5）游离坐骨神经。

将坐骨神经脊椎端在扎线的上部剪断，一手提扎线，一手执眼科剪，将坐骨神经分离至膝关节处，剪断坐骨神经的分支（图3-17）。

（6）分离标本。

将膝关节处的胫骨和股骨两端剪断（图3-18、图3-19），即可制得完整的坐骨神经-腓肠肌标本，包括坐骨神经，一段股骨和腓肠肌（图3-20）。

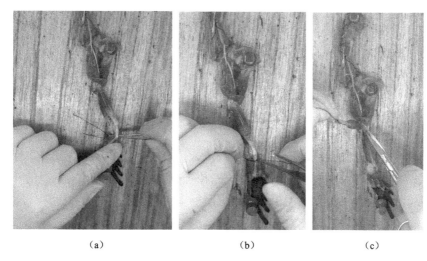

（a）　　　　　　　　　　（b）　　　　　　　　　　（c）

图 3–16　游离腓肠肌（见彩插）

（a）掉转蛙板，在腓肠肌肌腱端下方穿线；（b）在腓肠肌肌腱近足端打结；

（c）拎起线头，剪断肌腱近足端，继续提起线头用眼科剪游离腓肠肌至腘窝处

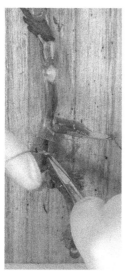

图 3–17　游离腘窝处坐骨神经（见彩插）

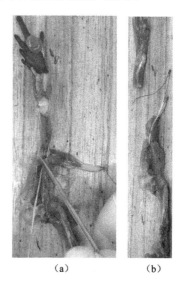

（a）　　　　　　　（b）

图 3–18　在腘窝下方剪断胫骨（见彩插）

（a）剪断胫骨；（b）剪断后胫骨的标本

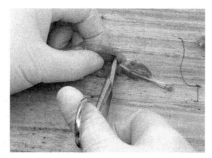

图 3–19　用金冠剪在腘窝上方剪断股骨（见彩插）

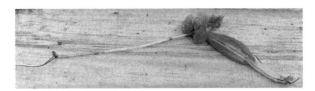

图 3–20　制备好的坐骨神经–腓肠肌标本（见彩插）

（7）检验标本的兴奋性。

提起腓肠肌上的结扎线，不使神经受到牵拉，轻轻将标本放入任氏液中保存。用手轻轻提起标本坐骨神经中枢端的结扎线，使神经悬空。再用被任氏液蘸湿的锌铜弓的两极接触神经，如腓肠肌发生迅速收缩，则表示标本机能正常（图 3–21）。

注意：制备标本过程中需经常用任氏液湿润标本。

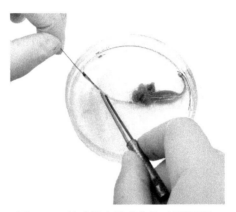

图 3–21　检验标本的兴奋性（见彩插）

【思考题】

1. 制作坐骨神经–腓肠肌标本最初的三刀如何剪？

2. 剥去皮肤的后肢能用自来水冲洗吗？为什么？

3. 操作者的手和手术器械用什么洗？为什么？

4. 金属器械碰压或损伤神经与腓肠肌，可能引起哪些不良后果？

5. 何时使用金冠剪？

6. 什么器械可以接触神经？什么操作或物质会损伤神经？操作过程中如何保护神经？

7. 你所制作的标本兴奋性如何？其指标是什么？

【创新与探索】

1. 你认为该标本的制作方法有哪些需要改进的地方？请说出你的想法。

2. 试想该标本可以进行哪些实验研究？试设计实验内容。

3. 试设计一个新的、更简便的制作坐骨神经–腓肠肌标本的方法。

4. 试自行设计制作较长神经干的方法。

【附】

刺激的极性法则

使用直流电刺激可兴奋细胞，之所以能使细胞产生兴奋，从根本上讲是电刺激改变了细胞原来膜内外之间的电位差。细胞的静息膜电位为外正内负，如果刺激使膜电位差值减小（去极化），细胞则兴奋；如果使膜电位差值增大（超极化），细胞则兴奋性降低（抑制）。因此在细胞膜外使用直流电刺激细胞，通电时兴奋只发生在负极，正极的兴奋性下降；在持续通电期间不形成刺激；断电时产生反向电流，兴奋只发生在正极；通电的刺激强度大于断电。

刺激神经干最简单的方法就是使用锌铜弓。锌铜弓在溶液中沾湿以后，锌的表面电离出正离子；而铜的表面电离出负离子。当锌铜弓接触活组织时，电流便沿着锌—活组织—铜的方向流动而产生刺激效应。所以锌相当于正极，而铜相当于负极发挥刺激作用。当断开时，则发生相反的效应。使用锌铜弓就可以在剥离的蟾蜍坐骨神经干（也可在在体的蟾蜍神经干）上进行这一实验。

方法步骤如下：

（1）在坐骨神经腓肠肌标本的神经干中间部位用干手术线结扎，以阻断其传导兴奋的能力。

（2）用锌铜弓跨越结扎线结刺激坐骨神经干。使锌极在腓肠肌一端刺激，观察腓肠肌收缩发生在通电（接触神经干）时还是断电（离开神经干）时。

（3）调转锌铜弓的极性，使铜极在腓肠肌一端刺激，观察腓肠肌收缩发生在通电时还是断电时。注意比较实验步骤（2）和（3）引起腓肠肌收缩的强度是否一样，哪个收缩强度比较大？

（4）可以多个同学手拉着手串联起来，第一个同学用锌铜弓的铜极接触结扎线结一端的神经干，最后一位同学拿另一只锌铜弓用锌极接触扎线结另一端的神经干，即使中间有 5 个以上同学拉手串联起来，也能得到良好的实验效果。

（5）解释各项实验结果。

注意：

（1）用锌铜弓刺激时，一定要使神经干悬空，且勿接触其他物体。

（2）如果神经干结扎不好，通电和断电时都会引起腓肠肌收缩，需重新结扎。

你知道吗？ 电池的发明，就源于金属碰触蛙腿标本引起后者肌肉收缩的现象。

实验 5　刺激强度与骨骼肌收缩反应的影响

【目的要求】

（1）学习神经–肌肉实验的电刺激方法和记录肌肉收缩的方法。

（2）观察刺激强度与肌肉收缩之间的关系。

【基本原理】

刺激引起收缩必须要达到阈值，阈值是指在刺激作用时间和强度–时间变化率固定不变的条件下，能引起组织细胞兴奋所需的最小刺激强度。腓肠肌是由许多肌纤维组成的，各条肌纤维兴奋性高低并不相同。采用单个方波电刺激坐骨神经或腓肠肌时，如果刺激强度太小，则不能引起肌肉收缩，只有强度达到一定数值时（阈强度），才能引起肌肉发生最微弱的收缩，这时引起的肌肉收缩称阈收缩（兴奋性高的肌纤维先收缩）。以后随着刺激强度的增加，肌肉收缩也相应地增大，此时刺激强度超过阈强度的刺激，故称阈上刺激。当刺激强度增大到某一数值时，肌肉出现最大收缩反应。如再继续增大刺激强度，肌肉的收缩却不再增大。这种能使肌肉发生最大收缩反应的刺激强度称为最适强度，这种强度的刺激称为最大刺激。最大刺激引起的肌肉收缩称最大收缩（所有的肌纤维都收缩）。由此可见，在一定范围内，骨骼肌收缩的大小取决于刺激的强度。

【课前习题】

一个标本的阈刺激强度和最适刺激强度是否会发生变化，为什么？

【动物与器材】

蟾蜍坐骨神经–腓肠肌标本（同实验4）、常用手术器械、Pclab 生物医学信号采集处理系统、张力传感器、双针露丝电极、支架、双凹夹、神经屏蔽盒、培养皿、滴管、任氏液、手术线。

【方法步骤】

1. 实验仪器用品的准备

用双凹夹把张力传感器（30 g）固定在铁架台上。打开 Pclab 生物医学信号采集处理系统，连接张力传感器，连接刺激输出。打开电脑，启动 Pclab 程序。将蟾蜍坐骨神经–腓肠肌标本的骨头固定在神经屏蔽盒的骨头固定孔内，腓肠肌肌腱上的扎线与张力传感器应变梁相连，调节扎线的张力，不可过松或过紧，以使肌肉自然垂直拉直为宜。

2. 实验参数设置

采样参数和刺激参数分别见表 3–1 和表 3–2。

表 3–1　采样参数设置

通道功能	放大倍数	时间常数	低通滤波	50 Hz 陷波
张力	50	直流	1 kHz	关闭

表 3–2　刺激参数设置

刺激模式	起始幅度	幅度增量	终止幅度	延时	波宽	时间间隔
自动幅度	0.2 V	0.1 V	1 V	2 ms	2 ms	50 ms

3. 实验观察

将神经搭在神经屏蔽盒的刺激电极上，刺激输出与神经屏蔽盒上的刺激电极连接，如图 3-22 所示。用单个方波电刺激坐骨神经，刺激强度由弱到强，直到肌肉开始轻微收缩，在记录仪上刚能描记一次收缩曲线，记下此时的刺激强度为阈刺激。待肌肉收缩完全恢复到基线后，再继续增大刺激强度，并记录收缩反应。每次增大刺激强度肌肉收缩也相应增大，记录仪上描记出的曲线也相应增高。但当肌肉收缩达到一定高度时再增强刺激，肌肉收缩曲线不能继续升高，记下此时的刺激强度为最大刺激（图 3-23）。

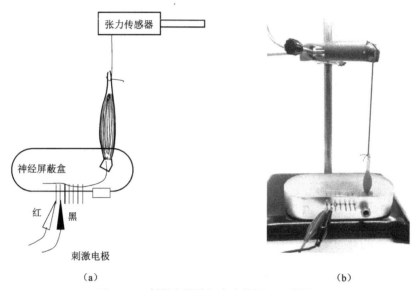

图 3-22　刺激坐骨神经实验装置（见彩插）

（a）示意图；（b）实物图

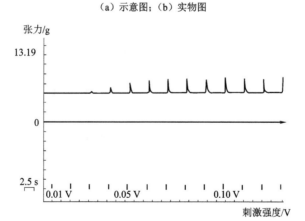

图 3-23　刺激强度与肌肉收缩张力之间的关系

4. 写实验报告

整理实验记录，完成实验报告。

【注意事项】

（1）张力传感器应正置（其上文字为正向）且应处于水平位置；扎线与应变梁垂直，处于竖直方向。

（2）张力传感器可以调零。

（3）扎线不宜过长。

【思考题】

1. 实验过程中标本的阈值是否会改变？为什么？

2. 坐骨神经–腓肠肌标本在受电刺激时是否表现"全或无"的特性，为什么？

【创新与探索】

1. 你发现本实验中有哪些需要改进的地方？

2. 同一动物，不同部位肌肉标本的阈值是否不同，为什么？

实验 6　骨骼肌的单收缩、收缩总和与强直收缩

【目的要求】

（1）观察骨骼肌单收缩过程。

（2）了解骨骼肌收缩的总和现象。

（3）观察不同频率的阈上刺激引起肌肉收缩形式的改变。

【基本原理】

如果给骨骼肌以连续的脉冲刺激，骨骼肌的收缩会随着刺激的频率不同而表现不同。如果刺激时间间隔大于单收缩的时程，肌肉则出现两个分离的**单收缩**；随着刺激时间间隔的缩小，如果刺激间隔小于单收缩时程而大于不应期，则出现两个收缩反应的重叠，称为**收缩的总和**。如果刺激频率增加到能使后一次刺激引起的收缩出现在前一次收缩的舒张期时，称为**不完全强直收缩**，收缩曲线是叠加的锯齿形；刺激频率继续增加，后一次收缩发生在前一次收缩的收缩期时，各自的收缩则完全融合，肌肉出现持续的收缩状态此为**完全强直收缩**。

【课前习题】

分析讨论肌肉发生单收缩、收缩总和、不完全强直收缩和完全强直收缩的条件与机制。

【动物与器材】

蟾蜍的坐骨神经–腓肠肌标本（同实验 4）、常用手术器械、Pclab 生物医学信号采集

处理系统、张力传感器、支架、双凹夹 2 个、神经屏蔽盒、培养皿、滴管、任氏液、手术线。

【方法步骤】

1. 实验仪器用品的准备

同实验 5。

2. 实验观察

（1）骨骼肌的单收缩。

刺激坐骨神经，观察坐骨神经–腓肠肌的单收缩。通过调节刺激幅度，找出产生可测量收缩的最小刺激强度（阈值）和最大刺激强度（再增加刺激强度，收缩幅度不再提高）。参数设置见表 3-3 和表 3-4。张力类型选择对话框内，选择肌肉收缩单波分析，根据所使用的张力传感器选择量程，如图 3-24（a）所示。

表 3-3　采样参数设置

通道功能	放大倍数	时间常数	低通滤波	50 Hz 陷波
张力	50	直流	1 kHz	关闭

表 3-4　刺激参数设置

刺激模式	幅度范围	幅度大小	起始个数	个数增量	终止个数	波宽	串长	串间隔
自动频率	0～5 V	1～1.5 V*	1	1	20	2 ms	1 s	1 s

*刺激幅度根据实际情况选择。

记录最大刺激强度下的单收缩曲线，测量收缩的潜伏期、收缩期、舒张期，如图 3-24（b）所示。

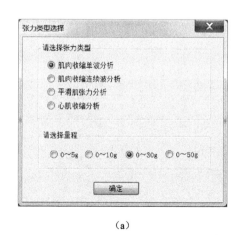

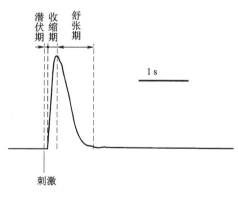

（a）　　　　　　　　　　　　　　　（b）

图 3-24　骨骼肌单收缩的分析

（a）张力类型选择对话框；（b）骨骼肌单收缩曲线

图中刺激蟾蜍坐骨神经（5 V，10 ms），腓肠肌单收缩的潜伏期为 90 ms，收缩期为 190 ms，舒张期为 690 ms。

（2）骨骼肌的收缩总和。

采用前一实验测得的最大刺激强度刺激坐骨神经，观察坐骨神经–腓肠肌的收缩总和，观察并记录肌肉收缩曲线的变化（图 3–25）。可用多组脉冲个数为 2 的串刺激，逐渐改小间隔实现。

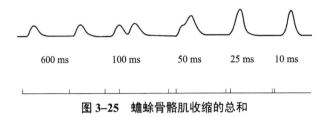

600 ms   100 ms   50 ms   25 ms   10 ms

图 3–25　蟾蜍骨骼肌收缩的总和

（3）骨骼肌的强直收缩。

采用"自动频率"刺激方式，刺激坐骨神经，观察坐骨神经–腓肠肌的强直收缩，观察并记录肌肉收缩曲线的变化（图 3–26）注意用任氏液湿润标本，两次刺激之间稍有间歇，使肌肉休息片刻。

采样面板设置可参考表 3–5。

表 3–5　采样参数设置

通道功能	放大倍数	时间常数	低通滤波	50 Hz 陷波
张力	50	直流	1 kHz	关闭

刺激面板的设置可参考表 3–6：

表 3–6　刺激参数设置

刺激方式	幅度范围	幅度大小	起始个数	个数增量	终止个数	波宽	串长	串间隔
自动频率	0～5 V	0.6 V	1	1	18*	2 ms	1 s	1 s

*仅供参考，因蛙而异，需自己调节。

显示刺激的通道，同采样通道。

注意用任氏液湿润标本，两次刺激之间稍有间歇，使肌肉休息片刻。

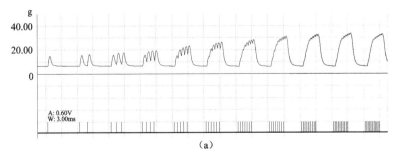

（a）

图 3–26　蟾蜍坐骨神经–腓肠肌强直收缩曲线

（a）单收缩、收缩总和和不完全强直收缩

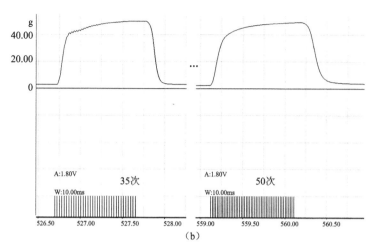

图 3-26 蟾蜍坐骨神经-腓肠肌强直收缩曲线（续）

（b）完全强直收缩

【注意事项】

（1）在实验过程中，应经常在标本上滴加任氏液以保持湿润。

（2）每次刺激标本以后，必须让肌肉有一定的休息时间，以防标本疲劳。

【思考题】

1. 单收缩时在分子水平上发生了哪些过程？单收缩的潜伏期是指什么，包括哪些时间因素及生理过程？

2. 本实验表明骨骼肌的哪些生理特性？试说明其生理意义。

【创新与探索】

1. 试设计实验，观察不同动物腓肠肌标本的单收缩、收缩总和、不完全强直收缩和完全强直收缩。

2. 试设计实验，观察同一动物不同肌肉的单收缩、收缩总和、不完全强直收缩和完全强直收缩。

实验 7　骨骼肌电兴奋与收缩的时相关系

【目的要求】

（1）学习记录骨骼肌电兴奋与机械收缩的方法。

（2）观察骨骼肌电兴奋与收缩的时相关系。

【基本原理】

肌肉兴奋的外在表现形式是收缩。骨骼肌受到刺激时先发生电兴奋，然后会发生收缩反应。同时记录骨骼肌的电变化和收缩过程，即可观察到电变化和收缩过程之间的先后关系。

【课前习题】

分析神经兴奋、肌肉兴奋和肌肉收缩的分子机制。

【动物与器材】

蟾蜍的坐骨神经–腓肠肌标本（同实验4）、常用手术器械、Pclab 生物医学信号采集处理系统、张力传感器、肌电引导电极，支架、双凹夹、神经屏蔽盒、培养皿、滴管、任氏液、手术线。

【方法步骤】

（1）实验仪器用品的准备同实验5。

（2）将肌电引导电极置于刺激电极上方并插入肌肉内（图 3-27），输入端接通要观察的肌电信号通道。也可用双针露丝电极的两极夹住肌肉，双针露丝电极与肌电引导电极相连，引导肌电信号。

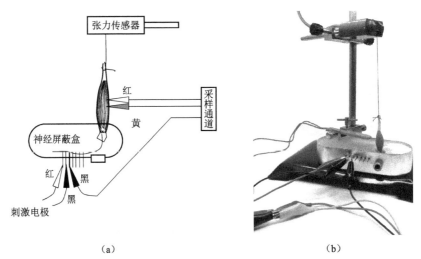

（a）　　　　　　　　　　　　　　　　　　　（b）

图 3-27　骨骼肌肌电与肌肉收缩测量装置（见彩插）

（a）示意图；（b）实物照片

（3）选择单刺激，采样参数和刺激参数分别见表 3-7 和表 3-8。调节刺激强度为阈上强度。启动刺激图标，同时显示电信号和张力信号。观察肌电信号与肌肉收缩曲线的关系（图 3-28）。

表3-7 采样参数设置

通道功能	放大倍数	时间常数	低通滤波	50 Hz 陷波
张力	50	直流	10 kHz	关闭

表3-8 刺激参数设置

刺激方式	幅度范围	幅度大小	波宽	延时
单刺激	0～5 V	1.5 V	1.0 ms	0 ms

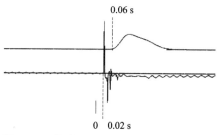

图3-28 骨骼肌电兴奋与收缩的时相关系

（4）分别测量刺激标记至肌电信号和肌肉收缩起点的时间。

显示刺激的通道和采样通道，按下"锁定"图标，以使各波形同步，便于测量。

【思考题】

从刺激开始至肌电出现，从肌电至肌肉收缩之间，标本内部发生了哪些生理变化？

【创新与探索】

1. 设计实验，观察并记录刺激标记、神经兴奋、肌电与肌肉收缩的时相关系。
2. 讨论缺钙导致抽筋的现象的内部机理。

实验8 神经干复合动作电位的记录与观察

【目的要求】

（1）熟悉蟾蜍的坐骨神经及后腿肌肉解剖结构。
（2）学习并掌握蛙类坐骨神经干标本的制作方法。
（3）观察坐骨神经动作电位的基本波形、潜伏期、幅值及时程，并了解其产生的基本原理。

【基本原理】

神经组织是可兴奋组织，神经干在受到有效刺激后，膜电位将发生一短暂的变化，即产生动作电位。动作电位可沿神经纤维传导，是神经兴奋的标志。神经动作电位是神经轴突快速传导的电信号。每根神经纤维的动作电位都遵循"全或无"的方式。坐骨神经干是由很多不同类型的神经纤维组成的，所以，神经干的动作电位是复合动作电位。复合动作电位的幅值在一定刺激强度下是随刺激强度的变化而变化的。

将两个引导电极分别置于正常的神经干表面，当神经干一端兴奋时，兴奋向另一端传导并依次通过两个记录电极，可记录两个方向相反的电位偏转波形，此波形称为双向动作电位。若在两个引导电极之间，将神经麻醉或损坏使其失去传导兴奋的能力，神经兴奋不能通过损伤部位，因此，两个电极中只能记录到一个方向的电位偏转波形，而另一个电极则成为参考电极，此波形称为单向动作电位。

【课前习题】

1. 神经干动作电位的图形为什么不是"全或无"的？
2. 神经干的动作电位为什么是双相的？
 3. 观看录像《坐骨神经干的制备》，绘制解剖流程图。

【动物与器材】

蟾蜍、常用手术器械、Pclab 生物医学信号采集处理系统、神经屏蔽盒、任氏液、手术线、棉球、刺激线、引导电极。

【方法步骤】

1. 蟾蜍双毁髓

同实验 3。

2. 制备蟾蜍坐骨神经干标本

（1）剥制和分离蟾蜍后肢标本。

如实验 4 制备蟾蜍后肢标本。将蟾蜍的两后肢完全分离。

（2）分离坐骨神经。

蟾蜍坐骨神经腓神经标本制备过程与坐骨神经–腓肠肌标本的制作过程相仿。但是只要神经不要肌肉和股骨，把神经尽可能分离长一些，从脊柱旁的主干分离到踝关节。具体过程：坐骨神经下行至腘窝处分为两支：内侧为胫神经，走行浅表；外侧为腓神经。用玻璃分针沿坐骨神经走向将坐骨神经分离至膝关节处。将腓神经从腓肠肌表面稍稍分离。将腓肠肌从肌腱处剪断，一手提起腓肠肌，一手持眼科剪沿肌膜将腓肠肌分离，在膝关节处将腓肠肌剪断，注意不要触碰腓神经。沿胫、腓神经走向用玻璃分针和眼科剪将腓神经和腓神经分离至踝部，尽量将神经干标本剥离长一些，要求上自脊神经发出部位，下沿腓神经与胫神经一直分离到踝关节附近，剪断侧支。结扎坐骨神经干的脊柱端及胫、腓神经的足端，游离神经干。尽量将神经干周围组织剔除干净（剥离时切勿损伤神经干），可用任氏液润湿的棉球擦去神经干上的其他组织。然后将坐骨神经干标本置于盛有任氏液的培养皿中，稳定兴奋性 5 分钟。可参考录像《坐骨神经干的制备》。

3. 实验装置的连接

按照图 3–29 所示方法，将神经屏蔽盒与计算机连接，屏蔽盒的地线良好接地。

4. 仪器的操作和实验参数的设置

（1）本实验在 Windows 界面的 Pclab 平台下进行，打开 Pclab。

（2）采样参数的设置。

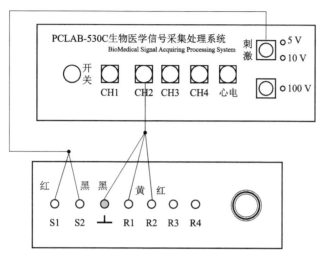

图 3-29　观察神经干动作电位的连接方法

单击"设置"菜单中的"采样条件"菜单项，打开"采样条件设置"窗口，设置参考表 3-9。采样面板设置参考表 3-10。刺激面板设置参考表 3-11。

表 3-9　采样条件设置

显示方式	触发方式	采样频率	通道个数
示波器	刺激触发	10 kHz	2 个

表 3-10　采样参数设置

通道功能	放大倍数	时间常数	低通滤波	50 Hz 陷波
AP 传导速度	50	0.01 s	10 kHz	打开

表 3-11　刺激参数设置

刺激方式	幅度范围	幅度大小	波宽	延时
单刺激	0～5 V	0.2 V（逐次递增至 1 V）	0.2 ms	1 ms

5. 蟾蜍坐骨神经干标本的放置

将蟾蜍的坐骨神经干标本置于神经屏蔽盒内的电极上，神经干的中枢端置于刺激电极一侧，从末梢端引导动作电位。放置好后，盖上屏蔽盒盖，以减少电磁干扰，并且不时用任氏液擦拭，保持湿润。

6. 实验观察与记录

（1）神经干兴奋阈值的测定。

给予标本单个刺激，调节刺激强度，刺激从最小开始，逐渐增加刺激强度，刚刚出现双相动作电位时的刺激强度，即为神经干的兴奋阈值，辨别刺激伪迹和动作电位。

（2）双相动作电位。

在刺激阈值的基础上逐渐加大刺激强度，可见动作电位的图形为双相，而且其幅值随刺激强度增大而加大。当刺激增加到一定强度时，可见动作电位的幅值不再增大，如图3-30所示。

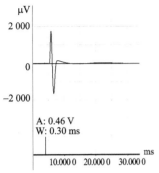

图3-30　神经干动作电位

（3）动作电位参数的测量。

用鼠标单击"快捷工具栏"的"测量"，移动鼠标，测出动作电位的一系列参数。

（4）单相动作电位。

在两个记录电极之间用眼科镊损伤神经干标本，便可见双相动作电位只剩下第一相，而第二相则消失，此即单相动作电位，注意上相动作电位的图形有什么变化。

【注意事项】

（1）实验过程注意保持标本的活性良好，经常用任氏液湿润。但是不能向神经屏蔽盒内滴加任氏液，防止短路。

（2）如果在显示窗上发现动作电位图形倒置，将引导电极位置对换即可。

（3）神经标本要与各电极接触良好。

（4）引导电极之间距离应尽可能大。

【思考题】

1. 什么叫刺激伪迹？

2. 在两个引导电极之间损伤标本后，为什么动作电位变为单相？单相（上相）的动作电位形状与双相（有下相）有何不同？为什么？

3. 在引导神经干双相动作电位时，为什么动作电位的第一相的幅值比第二相的幅值大？

【创新与探索】

参照以上实验方法，分离其他神经并进行测定。

实验9　神经干不应期的测定

【目的要求】

（1）学习神经干不应期的测定方法，加深对神经干不应期的理解。

（2）学习不应期测定的方法，并加深对兴奋性概念的理解。

【基本原理】

神经在一次兴奋的过程中，其兴奋性也发生一个周期性的变化，包括 4 个时期：绝对不应期、相对不应期、超常期和低常期，然后再恢复到正常的兴奋性水平。可兴奋组织在一次刺激后的很短时间内不能接受新的刺激，所以不能在很短时间内发生二次电位叠加，这个时期就是神经干的绝对不应期。绝对不应期后，只有较正常时更强的刺激才能引起新的兴奋，这一时期是相对不应期。

采用调节刺激器输出的连续双脉冲，第一个刺激称为"条件性刺激"，用来引起神经纤维的一次性兴奋；第二个刺激称为"检验性刺激"，用来测定神经纤维兴奋性的改变。在给予第一个刺激引起神经兴奋后，再按不同的时间间隔给予第二个刺激，根据标本对第二个刺激反应的兴奋阈，来测定坐骨神经干的兴奋性。

【课前习题】

1. 什么是绝对不应期和相对不应期？
2. 绝对不应期的生理意义是什么？

【动物与器材】

蟾蜍、常用手术器械、Pclab 生物医学信号采集处理系统、神经屏蔽盒、任氏液、手术线、棉球、刺激线、引导电极。

【方法步骤】

（1）制备蟾蜍的坐骨神经干标本（同实验 8）。

（2）连接神经屏蔽盒和 Pclab 生物医学信号采集处理系统（图 3-29）（同实验 8）。

（3）采用"示波器"采样模式、"刺激触发"方式。选用通道 1~4 中的两个，记录神经干动作电位并显示刺激的方波。采样条件和控制面板的设置参考表 3-12~表 3-14。

表 3-12　采样条件设置

显示方式	触发方式	采样频率	通道个数
示波器	刺激触发	10 kHz	2

表 3-13　采样参数设置

通道功能	放大倍数	时间常数	低通滤波	50 Hz 陷波
AP 传导速度	50	0.001 s	1 kHz	关闭

表 3-14　刺激参数设置

刺激方式	幅度范围	延时	波宽	起始间隔	终止间隔	间隔增量
自动间隔	0~5 V*	5 ms	0.1 ms	30 ms	1 ms	1 ms

*以动作电位达到最大幅值为准。设置仅供参考，因蟾蜍而异，需自行调节。

（4）将坐骨神经干搭在神经屏蔽盒的电极上，刺激标本的中枢端，由末梢端引导动作电位。

（5）实验测定。

用鼠标单击"采样"按钮，最初可见到相距 30 ms（首间隔）的两个动作电位图形，而且两个图形的幅值是同样大小的。第二个刺激即按照"间隔"所设定的时间向第一个刺激靠近一些，从而使第二个动作电位图形向第一个动作电位相应靠近。当发现第二个动作电位图形幅值刚开始比第一个减小时，说明第二个刺激落入到第一次兴奋后的相对不应期。第二个刺激越是靠近第一个刺激，其动作电位的幅值就越小。当第二个刺激距离第一个刺激足够近时，第二个动作电位则完全消失，表明第二个刺激落入到第一次兴奋后的绝对不应期，如图 3-31 所示。

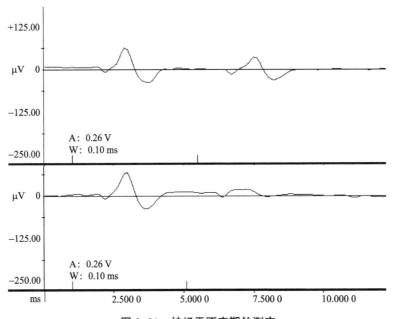

图 3-31　神经干不应期的测定

【思考题】

1. 两个刺激脉冲的间隔时间逐渐缩短时，第二个动作电位如何变化？为什么？
2. 刺激落到相对不应期内时，其动作电位的幅值为什么减小？
3. 为什么在绝对不应期内，神经对任何强度的刺激都不再发生反应？

【创新与探索】

制备不同的神经标本，参照本实验方法完成本实验内容，比较不同神经是否有所区别。

实验 10　反射时的测定和反射弧的分析

【目的要求】

（1）观察反射活动的特征，观察不同刺激反射活动的不同。

（2）学习测定反射时的方法。

（3）分析反射弧的组成，研究反射弧的不同部分在反射活动中的作用。

【基本原理】

机体在中枢系统的参与下对内外环境的刺激所产生的规律性应答就是反射。反射所需要的结构叫作反射弧，反射弧包括感受器，传入神经，神经中枢，传出神经和效应器。从刺激出现到反射出现的时间叫反射时。反射时是反射通过反射弧所用的时间。完整的反射弧则是反射的结构基础。反射弧的任何一部分缺损，原有的反射不再出现。此实验选用只毁脑的脊蛙或脊蟾蜍为实验材料，以利于观察和分析。

【课前习题】

1. 反射弧有几部分，它们的作用分别是什么？

2. 画出实验流程图。

【动物与器材】

蟾蜍或蛙、常用手术器械、支架、蛙嘴夹、蛙板、小烧杯、玻璃皿、滤纸片、棉球、秒表、纱布、0.5%及1%硫酸溶液、2%普鲁卡因。

【实验方法与步骤】

1. 制备脊蟾蜍

取一只蟾蜍，只毁脑，不毁髓，称脊蟾蜍，为了实验效果，也可以把脊蟾蜍的上下颌打开，持金冠剪将蟾蜍沿眼后方剪去上颌，保留下颌和脊髓，即为去脑的脊蟾蜍（图3-32）。

2. 分离坐骨神经

蟾蜍腹位固定于蛙板上。在大腿背面纵向剪一个2～3cm长的小口，用玻璃分针将股二头肌和半膜肌分开（位置可参考图B-2），暴露出坐骨神经穿线备用。

3. 反射时的测定和反射弧的分析

（1）用蛙嘴夹夹住脊蟾蜍下颌，悬挂于支架上。将蟾蜍右后肢的最长趾用记号笔做上标记，将标记下部浸入0.5%硫酸溶液中（浸入时间最长不超过10 s），立即记下时间（以秒计算）。当出现屈反射时，则停止计时，此为屈反射时。立即用清水浸洗受刺激的皮肤并用纱布擦干。重复测定屈反射时3次，求出均值作为右后肢最长趾的反射时。用同样方法测定左后肢最长趾的反射时。

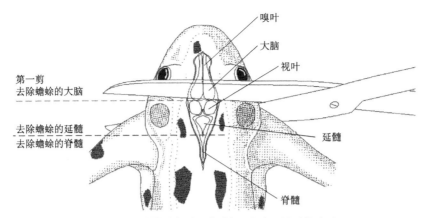

图 3-32　蟾蜍头部主要解剖及毁脑、毁髓的方法

（2）用手术剪自右后肢最长趾基部环切皮肤，然后再用眼科镊剥去切口以下的所有皮肤（一定要全部剥干净）。用 0.5% 硫酸刺激去皮的长趾，记录结果，洗净受刺激部位。观察是否出现反射，分析原因。

（3）改换右后肢有皮肤的趾，将其浸入 0.5% 硫酸溶液中，测定屈反射的反射时，记录结果。洗净受刺激部位。

（4）取一浸有 1% 硫酸溶液的滤纸片贴于蟾蜍右侧背部或腹部，记录搔扒反射的反射时。立即用清水洗净受刺激的皮肤并用纱布擦干。

（5）麻醉坐骨神经：用一细棉条包住分离出的坐骨神经，在细棉条上滴几滴 2% 普鲁卡因溶液，记录加药时间，之后每隔 0.5 min 重复步骤（3）。

（6）当屈反射刚刚不能出现时（记录时间），立即重复步骤（4）。每隔 1 min 重复一次步骤（4），直到搔扒反射不再出现为止（记录时间）。记录加药至屈反射消失的时间及加药至搔扒反射消失的时间，并记录反射时的变化。

（7）将左侧后肢最长趾再次浸入 0.5% 硫酸溶液中（条件不变），记录反射时有无变化。

（8）毁坏脊髓后再重复实验，记录结果。

【注意事项】

（1）每次实验时，做好标记，使皮肤接触硫酸的面积不变，使刺激强度相同。

（2）刺激后要立即洗去硫酸，不能使硫酸附着皮肤时间过长，以免损伤皮肤。

【思考题】

1. 为什么会有脊休克？

2. 为什么屈反射先消失，搔扒反射后消失？

3. 图 3-33 中哪只蛙的毁脑做得好？

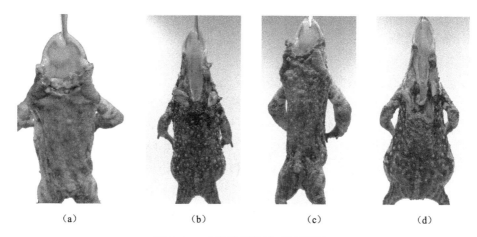

（a） （b） （c） （d）

图 3-33 去脑的脊蟾蜍（见彩插）

【创新与探索】

请设计一个实验，证明反射弧有 5 个组成部分。

实验 11 毛细血管血液循环的观察

【目的要求】

（1）了解毛细血管血液循环，包括微动脉、毛细血管和微静脉。
（2）了解某些药物对血管舒、缩活动的影响。

【实验原理】

蛙类的肠系膜及膀胱壁很薄，可以在显微镜下直接观察其血液循环。根据血管口径的粗细、血管管壁的厚度、血管分支的情况和血液流动的方向等可以区分动脉、静脉和毛细血管。

【课前习题】

如何区分静脉、动脉、小静脉、小动脉、毛细血管？

【动物与器材】

蟾蜍，自制的泡沫板、剪刀、手术镊、毁髓针、显微镜、滴管、组织胺（1:10 000）、去甲肾上腺素（1:100 000）、任氏液。

【实验方法及步骤】

1. 蟾蜍双毁髓

同实验 3。

2. 观察毛细血管血液循环的两种方法

（1）将双毁髓的蟾蜍背位置于一个泡沫板上，在泡沫板上事先用器械做出一个直径 1 cm 的孔。用大头针将蛙四肢固定在泡沫板上，使下腹部靠近孔。从下腹部旁侧纵向剪开皮肤，切口长约 1.5 cm，再剪开腹壁肌肉，拉出一段小肠，用大头钉将小肠钉在孔的边缘，可以将肠系膜平展置于孔上，在显微镜下可观察肠系膜血液循环（图 3-34）。

（2）如果双毁髓时蟾蜍的尿液没有流出，也可以观察蟾蜍的膀胱的毛细管血液循环。将双毁髓的蟾蜍背位置于泡沫板上，用大头针将蛙四肢固定。用眼科镊提起靠近泡沫板孔侧的腹部皮肤，先纵向剪开皮肤，切口长约 1.5 cm，再剪开腹壁肌肉。轻轻摇晃蟾蜍，膀胱可以借着尿液流动的压力而自动地移到体外，在显微镜下可观察膀胱血液循环（图 3-35）。

注：也可用摘除一个胶塞的塑料蛙板（图 1-8）来固定实验动物，进行镜下观察。

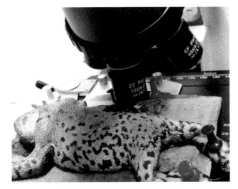 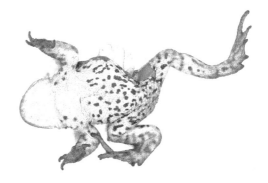

图 3-34 蟾蜍肠系膜血液循环观察（见彩插）　　图 3-35　观察蟾蜍膀胱血液循环（见彩插）

3. 在低倍镜下观察血液循环

可以看见红细胞在血管中流动，按表 3-15 识别动脉、静脉、小动脉、小静脉、毛细血管、动静脉吻合支及直捷通路等各类血管，观察各类血管中红细胞的流动情况。

表 3-15　低倍镜下动脉、静脉、小动脉、小静脉及毛细血管的区别

血管类别	动脉	小动脉	毛细血管	小静脉	静脉
血管壁	厚、有肌层	薄、有平滑肌纤维	极薄，透明或看不到	薄，膜状	有薄肌层
血管口径	较大	小	极小，只有一个一个红细胞通过	较小	大
血流方向	由主干向分支	由主干向分支	由小动脉向小静脉	由分支向主干	由分支向主干
血液颜色	鲜红	鲜红	红黄透亮	暗红	暗红
血流速度	快，有搏动，有轴流	快，有搏动	极慢，毛细血管内可见一个个红细胞通过	较慢，血流均匀	快，血流均匀

4. 在肠系膜或膀胱上滴几滴组织胺溶液，观察血流的变化

出现变化后立即用任氏液冲洗。待血液恢复正常后，再滴几滴去甲肾上腺素溶液，观察血液的变化。

【注意事项】

（1）提夹腹壁肌时，只能夹肌肉层，不要牵连内脏器官。
（2）实验中牵拉小肠不能太紧，否则会影响血液的流动。
（3）实验中观察血管要快速，否则时间太长，血液循环的观察会受影响。
（4）实验中不可使血管干燥，要适时滴加任氏液。

【思考题】

1. 分析不同药物引起血液变化的机制。
2. 固定标本时要注意什么？

【创新与探索】

设计一个实验，能够更清楚地观察到微循环。

实验 12　心脏起搏点分析与传导阻滞

【目的要求】

（1）熟悉心脏的结构。
（2）观察心脏各部位节律性活动以及搏动的先后次序。

【基本原理】

蟾蜍的心脏为两心房、一心室，心脏的起搏点是静脉窦（哺乳动物为窦房结）。静脉窦的节律最高，心房次之，心室最低。正常情况下，心脏的起搏点位于静脉窦，静脉窦通过抢先占领和超速抑制控制房室交界和普肯野纤维的活动，主导心脏的节律性兴奋和收缩。心脏的活动节律服从静脉窦的节律，其活动顺序为：静脉窦、心房、心室。因此静脉窦（窦房结）是主导整个心脏兴奋和搏动的正常部位，被称为正常起搏点；其他部位的自律组织仅起着兴奋传导作用，故称之为潜在起搏点。

【课前习题】

1. 人的心脏和蟾蜍的心脏有什么区别？
2. 蛙类心脏的搏动顺序是什么？

【动物与器材】

蟾蜍、常用手术器械、蛙板、蛙心夹、秒表、培养皿、滴管、任氏液、纱布、手术线。

【方法步骤】

1. 暴露动物心脏

取双毁髓蟾蜍一只，背位置于蛙板上。持眼科镊提起胸骨上方的皮肤，另一手持眼
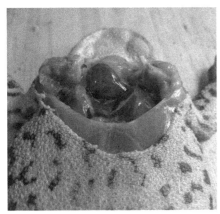

图3-36 暴露蟾蜍心脏（见彩插）

科剪剪开一个小口，然后将剪刀由开口处伸入皮下，向左、右两侧下颌角方向剪开皮肤。再用眼科镊提起胸骨下方的腹肌，在腹肌上持眼科剪剪一小口，紧贴体壁向前伸入（勿伤及心脏和血管），并沿皮肤切口方向剪开体壁，用金冠剪剪断左右乌喙骨和锁骨，使创口呈一倒三角形。持眼科镊，提起心包膜，用眼科剪剪开心包膜，暴露心脏（图3-36）。

2. 观察心脏的结构

如图3-37所示，从心脏的腹面可看到蟾蜍有一个心室，两个心房，房室之间是房室沟。心室右上方有一动脉圆锥，是动脉根部的膨大，动脉干向

上分成左右主动脉。用棉球蘸任氏液将心脏翻向头端，可以看到心脏背面有节律搏动的静脉窦。在心房与静脉窦之间有一条白色半月形界线，称为窦房沟（图3-42（b））。前、后腔静脉与左、右肝静脉的血液注入静脉窦。心房和心室之间有明显的收缩顺序。

3. 观察心搏过程

仔细观察静脉窦、心房及心室收缩的顺序和频率。用秒表计数每分钟静脉窦、心房、心室搏动次数，将记录结果填入表3-16中。

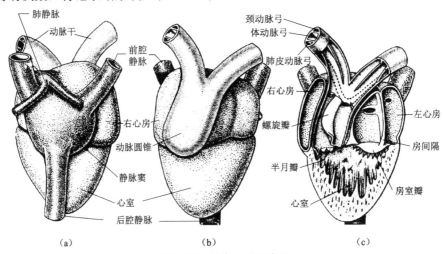

图3-37 蛙类心脏示意图
（a）背面观；（b）腹面观；（c）内部剖视图

4. 斯氏结扎

（1）斯氏第一结扎：在主动脉干下方穿一条线，用棉球蘸任氏液将心脏翻向头端，仔细观察心脏的收缩顺序，看准窦房沟，沿窦房沟作一结扎，阻断静脉窦与心房之间的传导，称为斯氏第一结扎。可以观察到心房和心室停止搏动，静脉窦继续搏动，用秒表计数静脉窦每分钟的搏动次数。待心房和心室恢复搏动后，计数其搏动频率，将记录结果填入表 3–16。

（2）斯氏第二结扎：待心房和心室恢复搏动正常后，在心室和心房交界处穿线，准确地结扎房室沟，此称为斯氏第二结扎。可以观察到心室停止搏动，静脉窦和心房继续搏动，待心室恢复搏动后，计数每分钟心脏各部分搏动次数。将记录结果填入表 3–16 中。

表 3–16　斯氏结扎记录表

实验项目	频率/（次·min^{-1}）		
	静脉窦	心房	心室
对照			
第一结扎			
第二结扎			

【注意事项】

（1）破坏中枢要彻底，以免蟾蜍的抽动影响实验。

（2）实验中经常用任氏液湿润心脏，防止干燥。

（3）第一结扎时，注意勿扎住静脉窦。

（4）结扎部位要准确地落在相邻部位的交界处，结扎时用力逐渐增加，直到心房或心室搏动停止。

【思考题】

1. 期氏第一结扎后，房室搏动发生什么变化？此实验结果表明了什么？

2. 斯氏第二结扎后，房室搏动有何不同？实验结果表明了什么？

【创新与探索】

自行设计一个实验，证明两栖类心脏的起搏点是静脉窦。

实验 13　心脏收缩与电兴奋的关系

【目的要求】

了解心脏的电活动与机械收缩活动的相关性与时相关系。

【基本原理】

心脏收缩的机械活动可以通过心搏曲线记录，心脏的生物电变化可以通过心电图表现出来。同时记录心脏的机械活动与电变化，可以清楚地观察到两个生理过程之间的联系。

【课前习题】

1. 蛙心兴奋收缩的分子机理是什么？
2. 为同时记录心搏曲线与心电图，该如何搭建实验装置？

【动物与器材】

蟾蜍、常用手术器械、蛙板、蛙心夹、Pclab 生物医学信号采集处理系统、心电引导电极、张力传感器、支架、双凹夹、培养皿、滴管、任氏液、手术线、滑轮、棉球、大头针。

【方法步骤】

（1）打开 Pclab 生物医学信号采集处理系统，接通张力传感器输入通道。

（2）取一只蟾蜍，双毁髓，按实验 12 的方法暴露心脏。用蛙心夹夹住心尖部，将蛙心夹上的系线绕过滑轮与张力传感器相连（图 3-38），调节双凹夹上滑轮位置，使心脏沿水平向拉抻，即不离开体腔且能记录心搏曲线。调节扫描速度与心搏曲线的幅度适中。

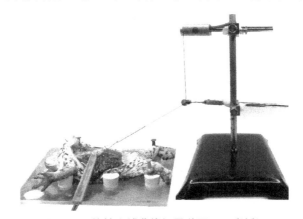

图 3-38　蟾蜍心搏曲线记录装置（见彩插）

（3）将引导心电的 5 个电极夹，分别夹住刺入上下肢皮下的大头针或胸部组织。左下肢接绿色引导电极，右下肢接黑色引导电极，左上肢接黄色引导电极，右上肢接红色引导电极，白色引导电极夹在蟾蜍胸部皮肤或肌肉上，接通动物心电输入通道，观察心电信号。如果信号不大，可调节信号的增益，直到出现明显的心电信号。

（4）调节两个通道的扫描速度一致。同时显示两条曲线，仔细观察心搏曲线和心电图的 P 波，QRS 波在时间上的相关性（图 3-39）。

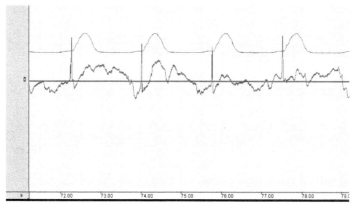

图 3-39　蛙心搏曲线与心电图同步记录

【思考题】

1. 分析实验结果，P 波早于心房收缩波、QRS 波群早于心室收缩波说明什么？
2. 根据学过的理论，说明心脏收缩之前的生理过程。

【创新与探索】

1. 改变大头钉的插入部位，观察心电图的形态是否变化，分析原因。
2. 将跳动的蛙心离体后置于有任氏液的培养皿中，将电极夹在培养皿壁周不同位置，且接触任氏液。可否观察到心电图，为什么？转动蛙心，心电图是否会变化？

实验 14　心室肌的期外（期前）收缩与代偿间歇

【目的要求】

（1）了解心肌的特性并且学习记录心脏收缩过程的方法。
（2）观察额外刺激对心脏收缩活动的影响。
（3）阐述心肌产生期外收缩的条件与代偿间歇出现的机理。

【基本原理】

　　心肌兴奋性周期性变化的特点之一是具有很长的不应期，约相当于整个收缩期和舒张早期。在此期间给心脏以任何刺激，心肌都不发生反应。心肌的相对不应期和超常期都在心肌的舒张期内。在心室舒张期给予心肌一次阈上刺激，可产生一次除正常节律以外的收缩反应，称为期外（期前）收缩。期前收缩也有不应期，当静脉窦传来的节律性兴奋恰好落在期前收缩的不应期时，心肌不再发生反应，须待静脉窦传来下一次兴奋才会收缩。因此，在期外（期前）收缩之后，会出现一个较长时间的间歇期，称为代偿间歇。

【课前习题】

心肌的不应期长有何生理意义？

【动物与器材】

蟾蜍、常用手术器械、蛙板、蛙心夹、Pclab 生物医学信号采集处理系统、张力传感器、刺激电极、支架、双凹夹、培养皿、滴管、任氏液、棉球、手术线。

【方法步骤】

（1）暴露心脏：按实验 12 的方法暴露心脏。

（2）连接装置：用蛙心夹夹住心尖部，将蛙心夹上的系线垂直于张力传感器相连。张力传感器连接采集系统除心电以外的任一通道。手持或用双凹夹固定刺激电极，导电部分放置在心室外壁，使之既不影响心搏又能同心室紧密接触，如图 3–40 所示。图中刺激电极导电夹夹住大头钉传导刺激。刺激电极与采集系统刺激输出端相连。

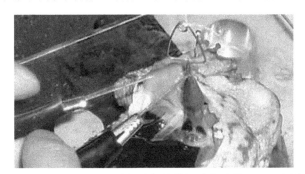

图 3–40　蟾蜍心室的期外收缩与代偿间歇实验装置（见彩插）

（3）参数设置。

采样参数和刺激参数分别见表 3–17 和表 3–18。

表 3–17　采样参数设置

通道功能	放大倍数	时间常数	低通滤波	采样频率
张力	50	直流	0.5 Hz	1 Hz

表 3–18　刺激参数设置

刺激模式	幅度范围	幅度大小	波宽	延时
单刺激	0～5 V	0.5 V（逐次递增 0.1 V 至 1.5 V）	0.5 ms	5 ms

（4）期前收缩与代偿间歇。

1）记录正常心搏曲线作为对照。曲线上升支代表心缩期，下降支代表心舒期。

2）选择能引起心室发生期外收缩的刺激强度（于心室舒张期调试），分别于心室收缩期和舒张期的早、中、晚给予单个刺激（注意：刺激前后要有三四个正常心搏曲线作对照，不可连续输出两个刺激）。观察心搏曲线有无变化。重复以确定实验结果（图 3-41）。

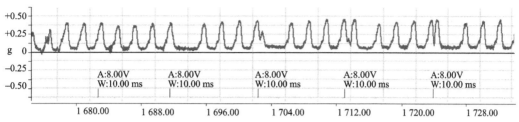

图 3-41　蟾蜍心室的期外收缩与代偿间歇

【注意事项】

（1）破坏蟾蜍脑和脊髓要完全。
（2）蛙心夹与张力传感器间的连接应有一定的张紧度。
（3）注意滴加任氏液，以保持蟾蜍心脏适宜的环境。

【思考题】

1. 本实验不能用连续刺激，为什么？
2. 于心室收缩期或舒张期的早、中、晚分别给予刺激的实验设计思路是什么？

【创新与探索】

设计新实验，验证心肌不应期长的特性。

实验 15　离体心脏灌流

【目的要求】

（1）学习斯氏离体蛙心灌流方法。
（2）观察 Na^+、K^+、Ca^{2+} 及肾上腺素（Adr）、乙酰胆碱（Ach）等对离体心脏活动的影响。

【基本原理】

心肌具有自动节律性收缩的特性，用人工灌流的方法，可以研究心脏活动的规律及特点；灌流液成分的改变对离体心脏活动的影响，反映了神经体液及药物因素对正常心脏功能活动的调节作用。

【课前习题】

1. 本实验可以说明心肌的哪些生理特性？

2. 插蛙心套管需要注意哪些问题才能成功？

3. 观看录像《蛙类离体心脏灌流》，绘制解剖步骤流程图。

【动物与器材】

蛙或蟾蜍、斯氏蛙心套管、套管夹、支架、双凹夹、滑轮、烧杯、常用手术器械、蛙板、蛙心夹、Pclab 生物医学信号采集处理系统、张力传感器、滴管、培养皿、小烧杯（污物缸）、纱布、手术线、任氏液、0.65% NaCl、5% NaCl、2% CaCl$_2$、1% KCl、1:5 000 肾上腺素、1:10 000 乙酰胆碱、300 U/ml 肝素。

【方法步骤】

1. 蟾蜍的双毁髓

同实验 3。

2. 离体蛙心的制备

采用斯氏蛙心插管法制备离体蛙心。

双毁髓的蟾蜍背位置于蛙板上，按实验 12 的方法暴露心脏。仔细识别心脏周围的大血管（图 3-42）。

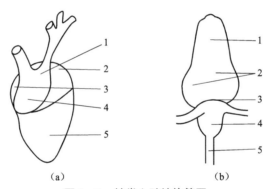

（a）　　　　　　　　　　　（b）

图 3-42　蛙类心脏结构简图

（a）蛙心腹面观；　　　　　　　　（b）吊起的蛙心背面观

1—主动脉干；2—左心房；3—右心房；　　1—心室；2—左、右心房；

4—动脉圆锥；5—心室　　　　　　3—半月形白线；4—静脉窦；5—后腔静脉

在左主动脉下方穿一线，打一死结备用。再从左右两主动脉下方穿一线，并打一活结备用（图 3-43）。

左手提起左主动脉上的结扎线，右手用眼科剪在结扎线下方，沿向心方向将动脉上壁剪一斜口。选择大小适宜的蛙心套管，然后将盛有少量任氏液的蛙心套管（注意必须在套管头端滴加肝素）由开口处插入动脉圆锥。当套管尖端到达动脉圆锥基部时，应将套管稍稍后退，使尖端向动脉圆锥的背部后下方，即心尖方向推进，经主动脉瓣插入心室腔内（于心室收缩时插入，但不可插得过深，以免心室壁堵住套管下口）。此时可见血液冲入套管，液面随心脏搏动而上下移动，表明操作成功（否则需退回并重新插入）。用滴管吸去套管中的血液，更换新鲜任氏液。稳定住套管后，轻轻提起备用线，将左、右主动脉连同插入的套管用双结扎紧（不得漏液），再将结线固定在套管的小玻璃钩上，然后剪断结扎线上方的血管。轻轻提起套管和心脏，看清静脉窦的位置，于静脉窦下方剪断有牵连的组织，仅保留静脉窦与心脏的联系，使心脏离体（切勿损伤静脉窦）。用任氏液反复冲洗心室内余血，使套管内灌流液不再有残留血液。保持套管内液面高度不变（1.5～2 cm），即可进行实验。可参考录像《蛙类离体心脏灌流》。

3. 连接实验装置

用双凹夹将张力传感器（30 g）固定在铁架台上。将蛙心套管固定在铁架台上。在心室舒张期，用蛙心夹夹住少许心尖部肌肉（不可夹得过多，以免因夹破心室而漏液）。再将蛙心夹上的系线绕过滑轮与张力传感器相连，如图 3-44 所示。连接时套管上口不要有遮挡，以免影响换液、加液。将张力传感器接入输入通道，打开 Pclab 生物医学信号采集处理系统。打开电脑，启动 Pclab 程序。

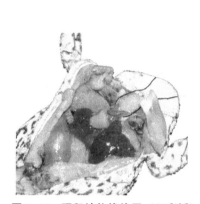 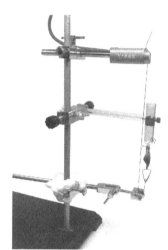

图 3-43　预留结扎线位置（见彩插）　　图 3-44　蛙心灌流实验装置图（见彩插）

4. 实验观察

（1）描记正常心搏曲线。

（2）吸干管内的任氏液，加入 0.65% NaCl 溶液，并在曲线上做好加药时间的标记，观察心搏变化。待曲线出现明显变化，立即吸去套管中的灌流液，同时在采样软件上做好冲洗标记，并用新鲜任氏液清洗 2～3 次，待心搏恢复正常。注意：换液时切勿碰套管，以免影响描记曲线的基线，且始终保持灌流液面高度不变（以下同）。

（3）吸干管内的任氏液，向套管内加入 5% NaCl 溶液，观察心搏曲线的频率及振幅变化。当曲线出现明显变化时，立即吸去套管中的灌流液，并做好冲洗标记，迅速用新鲜任氏液清洗 2～3 次，待心搏恢复正常。

（4）向套管内加入 1～3 滴 2% $CaCl_2$ 溶液，观察并记录心搏曲线的变化。当出现明显变化时，立即吸去套管中的灌流液，并做好冲洗标记，更换任氏液，待心搏恢复正常（如果恢复迟缓，可多次冲洗）。

（5）向套管中加 1～2 滴 1% KCl 溶液，记录心搏曲线的变化。当心搏曲线变化时，同法立即吸去套管中的灌流液，并做好冲洗标记，更换任氏液，待心搏恢复正常。

（6）同法记录套管中加入 1～2 滴的肾上腺素溶液（1:5 000）后心搏曲线的变化。

（7）同法记录套管中加入 1～2 滴的乙酰胆碱溶液（1:10 000）后心搏曲线的变化。

5. 整理数据

整理记录，并将测量的心搏曲线数据填入表 3–19 中。

表 3–19　改变灌流液成分对蟾蜍离体心脏活动的影响

实验项目		心率/（次·min⁻¹）	振幅/mm	基线变化	其他
0.65% NaCl	对照 给药 恢复				
5% NaCl	对照 给药 恢复				
2% CaCl₂	对照 给药 恢复				
1% KCl	对照 给药 恢复				
肾上腺素	对照 给药 恢复				
乙酰胆碱	对照 给药 恢复				

【注意事项】

（1）每次更换任氏液量要保持一致。

（2）每次试剂的滴管都要专用，切不可交叉使用。

（3）蛙心夹夹住心尖不要太多，以免造成心室漏液。

【思考题】

1. 分析钠离子，钙离子与钾离子对心肌的作用。

2. 用实验说明内环境相对恒定的重要意义。

3. 更换药液要注意什么？

【创新与探索】

试设计一个新的、更简单的离体心脏插管方法。

【附】

蛙心由两房一室组成且没有冠脉系统，氧气通过血液扩散进入心肌，代谢产物从心肌经扩散进入血液。因此，蛙心更易适应离体环境并长时间保持活力。1866 年第一个蛙心离体灌流实验成功，人们借助该装置，发现了温度影响蛙心功能、心脏收缩的"全或无"定律、完全不应期和心脏起搏点。英国生理学家发现心脏的收缩依赖于灌流液中的钙离子，并发明了任氏液。德国生理学家 Frank 发现了心肌前负荷对心收缩力的影响。德国生理学家 Loewi 串联两个蛙心，剥离其中一个的迷走神经，刺激另一个心脏的迷走神经，发现剥离迷走神经的心脏也会跳动缓慢，首次证实神经系统的突触通过化学物质来传递信号，奠定了神经冲动化学传递学说的基础，获得了 1936 年的诺贝尔生理学或医学奖。

实验 16 核磁共振测蟾蜍组织 T_2 弛豫时间

【目的要求】

利用核磁共振仪测蟾蜍组织的 T_2 弛豫时间，研究其理化性质。

【基本原理】

磁共振的基本原理是原子核在磁场中自旋运动时所具有的量子力学特性。当原子核处于均匀磁场 $\boldsymbol{B}_0$ 中时，原子核的旋转会出现磁场方向和逆磁场方向两种自旋状态。旋转的频率与磁场强度相关，称为拉莫频率。大部分原子核是沿着磁场方向旋转的，达到平衡状态后，会产生一个与 $\boldsymbol{B}_0$ 方向相同的宏观磁化矢量 $\boldsymbol{M}_0$，如图 3-45 所示。

将 $\boldsymbol{B}_0$ 的方向定义为 z 轴方向，如图 3-45（a）所示。

此时，添加一个方向与 z 轴垂直的磁场 $\boldsymbol{B}_1$，且 $\boldsymbol{B}_1$ 绕 $\boldsymbol{B}_0$ 在 x-y 平面内以拉莫频率进行旋转，如图 3-45（b）所示。$\boldsymbol{B}_1$ 称为 90° 脉冲，在 90° 脉冲的作用下，$\boldsymbol{M}_0$ 会以 $\boldsymbol{B}_1$ 为轴旋转，经过一个很短的时间，$\boldsymbol{M}_0$ 旋转了 90°，落在 x-y 平面，如图 3-45（c）所示。

移除 $\boldsymbol{B}_1$，x-y 平面内磁化为 $\boldsymbol{M}_{xy}$，其大小与 $\boldsymbol{M}_0$ 相同，z 轴方向磁化为 $\boldsymbol{M}_z$，其大小为零。如图 3-46（a）所示。移除 $\boldsymbol{B}_1$ 后，磁化状态会逐渐恢复到原来的平衡状态，这个过程称为弛豫过程，具体表现为两方面：$\boldsymbol{M}_{xy}$ 逐渐恢复为零，$\boldsymbol{M}_z$ 逐渐恢复到 $\boldsymbol{M}_0$。如图 3-46（b）、（c）所示。

$\boldsymbol{M}_z$ 在弛豫过程中呈指数增长，其时间常数为 T_1；$\boldsymbol{M}_{xy}$ 在弛豫过程中呈指数衰减，其时间常数为 T_2。其中，T_1 称为自旋—晶格弛豫时间。T_2 也称为自旋–自旋弛豫时间，如图 3-47 所示。

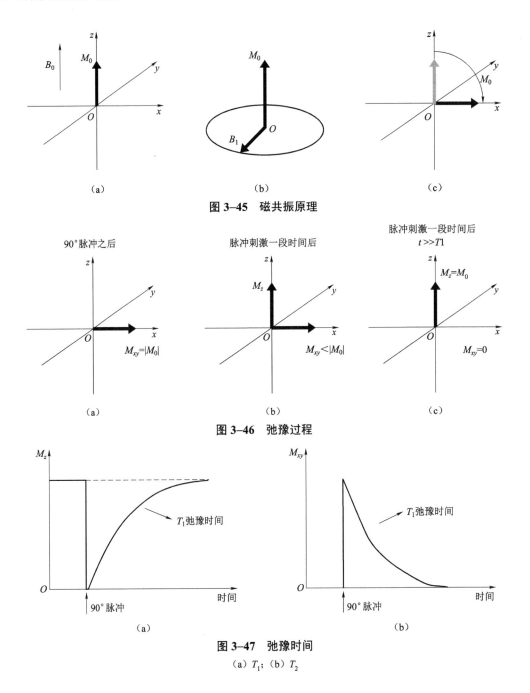

图 3-45　磁共振原理

图 3-46　弛豫过程

图 3-47　弛豫时间

（a）T_1；（b）T_2

【动物与器材】

蟾蜍组织 $1\ cm^3$、核磁共振测量仪。

【方法步骤】

1. 仪器准备

实验前 4 小时开机预热；调整中心频率：首先在采样中设置"显示模数据"，ZG（累

加）→FFT→在弹窗中单击"OK"→在"一维处理"菜单下设置中心频率为峰值处（可使用 |<—>| 按钮放大峰值部分后再选定）→单击"OK"；

此步骤重复 3 次以上，使采样图像呈现不震荡状态（FFT 后中心频率为零）。目的为使久未开机的设备从偏共振状态变为共振状态。

2. 使用硬脉冲 Fid 序列寻找 P 值

采样→显示模数据［M］→ZG；在采样菜单下改变 P_1 值，当 P_1 从小到大变化时，对应模数据左端点的值会先变大后变小，找到最大值和零值对应的 P_1 值分别记为 P_1、P_2（分别为 H^+ 偏转 90° 和 180° 时对应的 P 值），一般 $P_1=0.5P_2$。

3. 使用硬脉冲 CPMG 序列测弛豫时间 T_2

新建序列：NEW→选择硬脉冲 CPMG（H–CPMGID）→单击"OK"；将第 2 步测得 P_1、P_2 值填入采样菜单下。

其他参数参考表 3–20 并进行适当调整。设置合适的参数后，单击"ZG"累加采样，得到合适的图像后，单击"save"保存。

表 3–20　参数设置表

D_1	90° 脉冲和 180° 脉冲间隔，默认值为 300。含水量越大，D_1 越大。
D_2	180° 脉冲之间的间隔，默认 $D_2=2 D_1$。含水量越大，D_2 越大。
D_0	重复时间，对于固体、油等一般设为 1 000，含水量大的位置可设为 5 000。
TD	采样点数，反映荧幕坐标中显示的时长，要设为偶数。
SW	采样带宽，增大 TD 或减小 SW 都可使坐标中的数据显示完整。
C_1	180° 脉冲的个数
NS	累加次数，选用偶数（比如 8）；增大 NS，可提高信噪比。
DS	过采样倍数，当 $TD>13\,106$ 时，对应参数 DS 改为 3。

4. 反演得到 T_2 时间

利用反演软件计算 T_2 时间：CPMG 取峰点→CPMG 取峰点→打开上述 fid 文件→取每个回波的中间点→save CPMG peaks to a file；

此时得到的.txt 文件中包括刚刚取得的所有峰点，直接反演得到相关成分峰值面积、起点时间、结束时间、比例等结果。

【注意事项】

（1）在实验进行中禁止打开射频柜。

（2）实验开始前需提前对核磁共振测量仪进行预热。

【思考题】

1. 寻找 P 值的原理及作用是什么？

2. 最终 T_2 时间分布代表的意义是什么？

3. 当蟾蜍组织含水量减少（脱水）后，其 T_2 弛豫时间将如何变化？

4. 画出实验中所用到的序列并标注相关参数的含义。

【创新与探索】

比较蟾蜍不同组织的 T_2 弛豫时间。

（闫天翼）

参考文献

[1] 毛希安. 现代核磁共振实用技术及应用 [M]. 北京：科学技术文献出版社，2000.

[2] 王为民，李培，叶朝辉. 核磁共振弛豫信号的多指数反演 [J]. 中国科学：数学，2001，31（8）：59-65.

第四章

人 体 实 验

实验 17　声音的传导途径

【目的要求】

掌握气导和骨导的检测方法，并比较两种途径的特征。

【基本原理】

空气传导（简称气导）是正常人耳接收声波的主要传播途径，由此途径传导的声波刺激经外耳、鼓膜和听小骨传入内耳。骨传导（简称骨导）的功效远低于气导，由此途径传导的声波刺激经颅骨、耳蜗骨壁传入内耳。

本实验通过敲响音叉，先后将音叉置于颅骨和外耳道口处，证明和比较上述两条传播途径的存在，也可以初步演示最常用的鉴别传导性耳聋和神经性耳聋的实验方法及其原理。

【实验器材】

音叉（频率为 256 Hz 或 512 Hz）、棉球、胶管。

【方法步骤】

1. 比较同侧耳的气导和骨导

（1）保持室内肃静，受试者取坐姿。检查者敲响音叉后，立即置音叉柄于受试者被检测的颞骨乳突部，如图 4-1 骨传导所示。此时，受试者可听到音叉振动的嗡嗡声。随时间的延续，声音渐弱，乃至消失。

（2）当受试者刚刚听不到声音后，立即将音叉移到外耳道口，如图 4-1 空气传导所示，则听力正常的受试者又可听到声音。反之，先置音叉于外耳道口，当刚刚听不到声音后立即将音叉放置在颞骨乳突部，受试者仍不能听到声音。

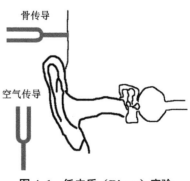

图 4-1　任内氏（Rinne）实验

上述实验证明了听力正常者的气导时间比骨导时间长，即任内氏（Rinne）实验阳性。

（3）用棉球塞住受检测者外耳道（相当于空气传导途径障碍），重复上述实验，该实验即宾（Bing）实验，听力正常者的气导时间缩短，等于或小于骨导时间，即任内氏实验阴性。

2. 比较两耳骨传导（魏伯氏实验）

（1）将敲响的音叉柄紧压于颅骨中线，比较两耳感受到的声音大小。正常人两耳所感受到的声波响度基本相同；如某侧声音加强，则该侧骨导增强。

（2）用棉球塞住受试者一侧外耳道，重复上述操作，两耳感受到的声音有什么变化或受试者感到声音偏向哪一侧？

（3）取出棉球，将胶管一端塞入受试者被检测耳孔，管的另一端塞入另一被试某侧耳孔。然后将发音的音叉柄置于受试者的同侧（插胶管侧）乳突上，另一受试者是否可通过胶管听到声音？

【注意事项】

（1）当敲响音叉时，用力不可过猛，不得在坚硬物品上敲击音叉，可用橡皮锤敲击。

（2）音叉放在外耳道时，二者相距 1～2 cm，并且音叉叉支的振动方向应对准外耳道，防止音叉触及耳郭、皮肤或毛发。

【思考题】

1. 为何气导功效大于骨导？
2. 如何用任内氏实验和魏伯实验鉴别传导性耳聋和神经性耳聋？
3. 查阅资料，解释耳声发射法检测听力的原理。

【附】

耳聋对人的危害很大，为此对新生儿甚至对胎儿进行耳聋基因检测、耳声检测已经越来越普遍。

实验 18　人体眼球震颤的观察

【目的要求】

（1）学会观察人体旋转后眼震颤的方法。
（2）进一步掌握半规管的功能。

【基本原理】

内耳的前庭器官——椭圆囊、球囊和半规管是调节姿势反射的感受器之一，它们可以感受头部和身体位置及运动情况。通过前庭迷路反射，反射性调节机体各部肌肉的肌紧张，从而使机体保持姿势平衡。一旦迷路机能消失就可使肌紧张协调发生障碍，失去在静止和运动时的正常姿势，引起眼外肌肌紧张障碍，即出现病理性眼震颤。病理性眼震颤可由多种原因引起，如前庭系统功能障碍、小脑和脑干病变等。

生理性（前庭性）眼震颤（简称眼震）是在正常人躯体或头部进行旋转运动时表现的眼球的特殊运动。其主要由三个半规管发出的神经冲动引起。眼震方向与哪个方向的半规管受刺激有关。若头在水平方向旋转，水平半规管中的淋巴液流动方向与头旋转的方向相反，水平半规管壶腹嵴毛细胞受到刺激，发放神经冲动，调节眼球与淋巴液同向转动，此为眼震慢动相；当眼球向一侧运动达到极限，会突然返回到眼裂正中，此为眼震快动相。当头部旋转运动停止，淋巴液仍沿头旋转时的方向流动，引起与刚才运动时方向相反的眼震（图4-2）。

总之，由于淋巴液的惯性，其运动方向与头部运动方向不一致；而眼震慢动相方向与淋巴液运动方向一致；快动相与慢动相方向相反。

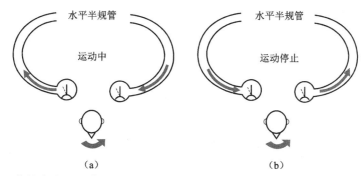

图4-2　旋转变速运动时两侧水平半规管壶腹嵴毛细胞受刺激情况和眼震方向示意图

(a) 头前倾30°，旋转开始时的眼震方向；(b) 旋转突然停止后的眼震方向

【方法步骤】

（1）受试者坐在旋转椅上，闭目，头前倾30°，使水平半规管与旋转轴垂直，水平半规管内淋巴液因旋转而流动对壶腹嵴的毛细胞形成刺激。受试者也可取立位，但头部仍需前倾30°。

（2）三名同学围绕受试者以每2 s一周的速度逆时针均匀地旋转座椅半分钟，而后突然停止旋转。也可令受试者以同样速度原地自转，后立即停止转动。

（3）受试者保持头部位置不变立即睁开双眼注视远处物体。主试者观察眼震方向和持续时间，注意眼震的快动相与慢动相。询问受试者的主观感觉。

（4）休息10 min后顺时针方向同法旋转和观察眼震。

【注意事项】

（1）有晕车、晕船病史者不宜作为被试。

（2）旋转停止后，受试者可能会向一侧跌倒，应注意保护。

【参考值】

（1）正常眼震平均时间是 30 s。

（2）迷路功能正常者，顺时针和逆时针旋转所引起的反应时间相差多在 5 s 以内。

【思考题】

1. 人体旋转后出现的眼震机制与半规管的适宜刺激是什么？

2. 当沿一个方向水平旋转时，旋转开始后与旋转结束后的眼震方向是否相同，为什么？

3. 旋转终止后身体有向哪个方向倾倒的趋势，为什么？

4. 试述宇航员空间运动症的原因。

5. 在火车上观察向外看风景的人的眼睛，能否看到眼震现象，为什么？

6. 在眼前快速晃动手掌，能否看清？手掌不动，快速晃动头，能否看清手掌？为什么？

【创新与探索】

设计简易的实验方法，通过观察眼震进一步了解其他前庭器官功能是否正常。

实验 19　盲点的测定

【目的要求】

（1）证明盲点存在。

（2）计算盲点所在的位置和范围。

【基本原理】

视网膜在视神经离开视网膜的部位（即视神经乳头所在的部位）没有视觉感受细胞，外来光线成像于此不能引起视觉，故称该部位为生理性盲点。由于生理性盲点的存在，所以视野中也存在生理性盲点的投射区。此区为虚性绝对性暗点，在客观检查时是完全看不到视标的部位。根据物体成像规律，通过测定生理性盲点投射区域的位置和范围，可以依据相似三角形各对应边成正比的定理，计算出生理盲点所在的位置和范围。

【实验器材】

白纸、铅笔、视标、尺子、遮眼板。

【方法步骤】

（1）将白纸贴在墙上，受试者立于纸前 50 cm 处，用遮眼板遮住一眼，在白纸上与另一眼相平的地方用铅笔划一"+"字记号。令受试者注视"+"字。实验者将视标由"+"字中心向被测眼颞侧缓缓移动。此时，受试者被测眼直视前方，不能随视标的移动而移动。当受试者恰好看不见视标时，在白纸上标记视标位置。然后将视标继续向颞侧缓缓移动，直至又看见视标时记下其位置。由所记两点连线之中心点起，沿着各个方向向外移动视标，找出并记录各方向视标刚能被看见的各点，将其依次相连，即得一个椭圆形的盲点投射区。

（2）根据相似三角形各对应边成正比定理，可计算出盲点与中央凹的距离及盲点直径（图 4-3，表 4-1）。

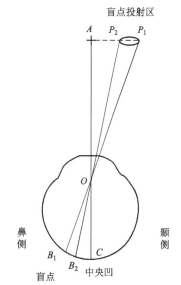

图 4-3 计算盲点与中央凹的距离和盲点直径示意图

表 4-1 盲点参数计算表

意义	眼中（待求）	投射区（可测）
已知	OC（15 mm）	AO（500 mm）
盲点大小	B_1B_2	P_1P_2
盲点与中央凹的距离	BC^*	AP^{**}

注：*B 为 B_1B_2 中点；**P 为 P_1P_2 中点。

【注意事项】

如用激光笔作为视标，激光笔不得对人眼或镜面等处照射。

【参考值】

（1）生理性盲点呈椭圆形，其投射区垂直径 7.5 cm±2 cm，横径 5.5 cm±2 cm。

（2）生理性盲点在注视中心外侧 15.5 cm（图 4-3 中 AP 长度），在水平线下 1.5 cm。

【思考题】

1. 试述测定盲点与中央凹的距离和盲点直径的原理。

2. 在我们日常注视物体时，为什么没有感到生理性盲点的存在？

3. 当盲点范围发生变化时，我们应注意什么问题？

4. 根据实验推断，盲点的位置在鼻侧还是颞侧？

5. 盲点的位置比黄斑高还是低？

6. 戴近视镜测盲点，会不会影响实验结果？

7. 用不同颜色的视标测试同一只眼的盲点范围是否一致？

【创新与探索】

试举出其他测量盲点的方法。

实验 20　人体体温的测量

【背景知识】

人体四大生命体征为呼吸、体温、脉搏、血压。作为四大生命体征之一，体温的测量非常重要。如何实时准确地测得体温是临床实践和日常生活中都要面对的问题。

人体各处温度并不均匀，一般肝和脑的温度最高。体温是指机体深部的平均温度，又称体核温度。与之相对，还有体表温度的概念。因为体核温度较难测得，故人们常用体表或接近体表易于测得的体内温度来代替。因而体温测量的位置和所用方法都可能影响体温的测量值。体温受下丘脑调节，下丘脑处的温度被视为体温的金标准。核心温度测量部位：肺动脉、鼓膜、食管、膀胱、直肠、口鼻咽部、颞动脉。

体温计依原理分为热电偶、红外、水银体温计等。WHO（世界卫生组织）建议 2020 年以后淘汰含汞仪器的使用，这使得各种工作原理的电子体温计成为研究热点。近年出现了一系列新兴体温测量方法，包括胶囊式体温计、微波测温、核磁测温、超声测温等。

【目的要求】

（1）了解体温测量的意义、发展历史和目前主流的体温测量方法及其优缺点。了解体温测量的未来发展趋势。

（2）学习并掌握多种测量体温的原理和方法（热电偶、红外、水银）。

（3）学习用生物统计学的简易方法处理数据。

【基本原理】

水银体温计以水银为工作物质。其液泡容积比上面细管大得多，微小温度升高引起水银体积增加，可使管内水银柱长度发生明显升高。而温度下降时，由于表面张力的原因，水银在狭窄的曲颈部分断开，已升入管内的部分水银退不回来，记录体温计在测量期间所经历的最高温度。水银体温计是一种简便的接触式体外测量工具，可精确到 0.1 度；不足是不能实时记录体温，且含汞、易碎。

耳温计是非接触遥测式体温计，通过检测鼓膜发出的红外线光谱来计算体温。根据黑体辐射理论，物质在不同温度产生不同红外线光谱。鼓膜的辐射强度可由热电堆传感器检测，结果是相对量，还与热电堆本身温度有关。通过测量热电堆温度，可得到鼓膜温度。耳温计是非接触型的快速（2 s）体温检测仪器，但应多次测量以减少误差。

热电偶测温，用两种不同金属构成闭合回路，当两端有温差时，产生热电动势，固定一端的温度，可得出另一端的温度值。

NTC 温度传感器

接触式电子体温计也可以由热敏电阻实现。热敏电阻是利用半导体的阻值随温度变化这一特性制成的。分为 NTC（负温度系数）热敏电阻、PTC（正温度系数）热敏电阻两大类。随着温度的升高，PTC 热敏电阻阻值增大，NTC 热敏电阻阻值减小。为热敏电阻设计合适的采集放大电路，利用运算放大器将温度信号转换为电压信号，经过单片机模数转换和查表得到温度值，并显示。可在 30 s 内测量腋下温度，是一种接触式较快捷的体温测量工具。

【实验器材】

水银体温计、耳温计、红外额温计、电子体温计、热电偶体温计。

【方法步骤】

不同方法、不同体表位置体温的测量。

受试者静坐 5 min，待肢体放松、呼吸平稳与情绪稳定。

（1）腋下体温计：用水银体温计和电子体温计测量腋下温度。

（2）额温计和耳温计：用额温计和耳温计分别测量额头和鼓膜温度 3 次，取平均值。

（3）热电偶测体温：用热电偶体温计测量手部体温。

表 4–2　体温实验记录表　　　　　　　　　　　　℃

编号	学号	额温	耳温	热电偶体温计 1		热电偶体温计 2		水银体温计		电子体温计	
				左臂	右臂	左臂	右臂	左臂	右臂	左臂	右臂
1											
2											
⋮											
n											

【注意事项】

（1）用水银体温计测量时间需在 10 min，其测得的值为这 10 min 内体温的峰值。

（2）红外体温计受测量距离、空气中物质的影响，可能会不准确。

【思考与讨论】

1. 根据你的实验，何种因素对体温有确定性的影响？
2. 查阅资料，提出你的观点：如何无创、实时检测体温？

【创新与探索】

1. 设计实验，验证体温在一天内的波动。
2. 设计实验，验证体温在生理周期内的波动。

（高天欣）

参考文献

[1] 胡学锋，吕永生，漆少廷，等. 人体体温测量方法概述 [J]. 口岸卫生控制，2013，18（6）：55–57.

实验 21　人体血压的测量

【背景知识】

狭义的血压，是指血液对主动脉侧壁的压力，临床上又分为心脏收缩、主动脉扩张时的收缩压和心脏舒张、主动脉回弹时的舒张压；广义的血压，是指血液对血管侧壁的压力，包括动脉血压和静脉血压，其数值不但和个体的心血管性质有关，还和测量的位置及测量时所处射血周期的时相有关。

血液对主动脉侧壁的压力是很难直接测量到的，更无法无损检测。动脉插管为代表的直接测量法准确但有创伤，只能用于危重患者或大手术患者。人们摸索了许多体外无损检测血压的方法，称为间接测量法。间接法又分为间歇式和连续式两种，如表 4–3 所示。日前临床常用的包括间歇式中的柯氏音法（Korotkoff-sound method）和示波法（oscillomutric method）。前者用于水银血压计，后者是现在电子血压计的主流方法。按血压计佩戴位置又可分为上臂式电子血压计和手腕式电子血压计。而连续式间接测量法被预测为将来的血压测量发展方向，包括动脉张力法、容积补偿法（volume compensation method，VCM 又称恒定容积法）、脉搏波传导速度法（pulse wave velocity，PWV）、脉搏波传导时间法（pulse wave transit time，PWTT）和脉搏波特征参数法（pulse wave parameter，PWP）等方法。

WHO 建议 2020 年以后淘汰含汞仪器的使用，这使各种工作原理的电子血压计成为研究热点。

表4-3 血压间接测量方法

	类型	测量位置	测量量	优点	缺点	备注
间歇式	柯氏音法	上臂	袖带压力	稳定性高、重复性好	含汞；不连续	水银血压计原理
	示波法	上臂、手腕	脉搏波幅度与袖带压力之间关系	稳定性高、重复性好	不连续	电子血压计常用
连续式	动脉张力法	底部贴近骨组织的浅表动脉，如"桡动脉"	血管受力平衡时的外加压力	连续；操作较简单；较精确	需长时间保持传感器精确定位；且需提供大小合适持续可调的下压力	
	VCM	手指、前臂、头部、足背	动脉透壁压力为零时袖带内的预置参考压力	实时连续显示血压完整波形	收缩压欠准确；持续气囊压力引起不适，影响测量准确度	
	PWV PWTT	指端、手肘内侧	两点间脉搏波信号传导时间；或心电R波与单点脉搏波信号峰值（起点）的时间间隔	操作非常简便，适合长时间测量	建模方法复杂，个体差异和生理因素影响大，准确度暂时难以保证	直接反应动脉僵硬度；前景好
	PWP	肱动脉	脉搏波幅值、时间周期	定位要求低、误差较小、不适感较少	个体差异大，受生理因素影响大，缺少完整模型	

【目的要求】

（1）了解血压测量的意义、发展历史和目前主流的血压测量方法及其优缺点。了解血压测量的发展趋势。

（2）学习并掌握两种间接测量人体血压的原理和方法（柯氏音法和示波法）。

（3）观察某些因素对动脉血压的影响。

（4）学习用简易统计学方法处理数据。

【基本原理】

通常血液在血管内流动时并没有声音，但当外加压力使血管变窄形成血液涡流时，则可发生声音（血管音）。因此，可以根据血管音的变化来测量动脉血压。测定人体动脉血压最常用的方法是使用血压计间接测压。如图4-4所示，测压时，用压脉带在上臂或手腕（腕式血压计）加压，当外加压力超过动脉的收缩压时，动脉血流完全被阻断，此时在动脉处听不到任何声音，如图4-4（a）所示。当外加压力等于或稍低于动脉内的收缩压而高于舒张压时，则在心脏收缩时，动脉内可有少量血流通过，而心室舒张时却无血流通过。血液断续地通过血管时，会发出声音。故恰好可以完全阻断血流的最小外加压力（即发生第一次声音时的压力）相当于收缩压，如图 4–4（b）所示。当外加压力等于或小于舒张压时，血管内的血流连续通过，所发出的音调会突然降低或声音消失。在心室舒张时有少许血流通过的最大管外压力（即音调突然降低时的压力）相当于舒张压，如图 4–4（d）所示。

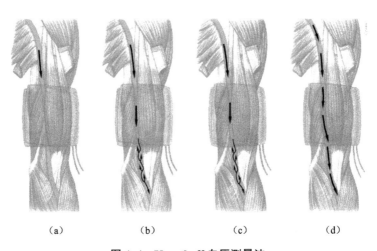

（a）　　　　　　　（b）　　　　　　　（c）　　　　　　　（d）

图 4–4　Korotkoff 血压测量法

（a）袖袋压力=140　没有声音；（b）袖袋压力=120　Korotkoff 第一音　收缩压 120 mmHg；

（c）袖袋压力=100　每次收缩产生声音　血压：120/80；（d）袖袋压力=80　Korotkoff 最后音　舒张压 80 mmHg

正常情况下，人或哺乳动物的血压通过神经和体液调节保持相对稳定。但是血压的稳定是动态的、不断地变化的，不是静止不变的。人体的体位、运动、呼吸、温度以及大脑的思维活动等因素对血压均有一定影响。

【实验器材】

水银血压计（使用方法参考附录 C）、听诊器、电子血压计。

【方法步骤】

1. 静息状态下基础血压的测量

受试者静坐 5 min，待肢体放松、呼吸平稳与情绪稳定。

（1）柯氏音法：参考附录 C，用水银血压计测量收缩压和舒张压 3 次，取平均值。

（2）示波法：用电子血压计测量收缩压和舒张压 3 次，取平均值。

将臂式电子血压计和腕式血压计分别佩戴在同一被试两臂，同时测量 3 次，取平均值。交换两血压计位置，重复实验。记录一条电子血压计原始数据（脉搏波幅度和袖带压力时间变化曲线），根据附录 D，试用该数据计算血压值，将商业电子血压计结果和水银血压计给出的结果进行比较，分析误差原因。血压实验记录表如表 4–4 所示。

表 4-4 血压实验记录表   mmHg

编号	学号	基本信息				臂式血压计		腕式血压计		水银血压计	
		性别	年龄	身高	体重	左臂	右臂	左臂	右臂	左臂	右臂
1											
2											
⋮											
n											

2. 实验观察

以下实验基于商用电子血压计。

（1）呼吸对血压的影响。

（a）让受试者做缓慢的深呼吸 1 min，而后即刻测量其血压。

（b）让受试者做一次深吸气后紧闭声门，对膈肌和腹肌施以适当的压力，在可能坚持的时间内测量其血压，并记录。

（c）记录正常血压后，令受试者加深加快呼吸 1 min 测压。

（2）体位对血压的影响。体位改变反映重力对血液的影响发生变化，通过对血压的调节，保持适宜的器官血流量。

（a）受试者取立正姿势测量血压，记录测量数值。

（b）受试者静坐 5 min 后测量血压，记录测量数值。

（c）受试者仰卧于检查床上，休息 5 min 后测量其血压，记录测量数值。

（3）肢体运动对血压的影响。

受试者做原地蹲起运动，1 min 内完成 30 次，共做 2 min。运动后立即坐下，30 s 测量血压一次，直至血压恢复正常。精确记录每次测量血压的时间，画出血压恢复过程与时间的函数关系曲线，并将变化最大的血压数值记录下来。

3. 制表记录结果

实验结束后，仿照表 4-5 制表，并记录结果。

4. 实验数据处理

以班为单位，将实验数据进行统计学处理，求出 P 值，说明实验前后血压的变化有无显著性差异。

表 4-5 加快呼吸对人体血压的影响   mmHg

编号	正常对照血压		呼吸加快时血压		变化值	
	收缩压	舒张压	收缩压	舒张压	收缩压	舒张压
1						
2						
3						
⋮						
n						

【注意事项】

在安静的室内测血压，以利听诊。

【思考与讨论】

1. 根据你的实验，何种因素对血压有确定性的影响？
2. 实验中各种情况下，收缩压、舒张压的变化有何规律？理论上该如何解释？
3. 设计更好的实验方法，证明血压与某种条件变化有关。
4. 查阅资料，提出你的观点：如何无创、连续检测血压？

【创新与探索】

1. 自行设计实验，观察人体不同情绪及思维状态对血压的影响。
2. 设计实验，观察烟、酒、饮料及某些气味对人体血压的影响。

【附】

高　血　压

高血压病是指在静息状态下动脉收缩压和/或舒张压增高（≥140/90 mmHg），常伴有脂肪和糖代谢紊乱以及心、脑、肾和视网膜等器官功能性或器质性改变。早发现，早干预，是控制疾病、健康生活的重点。而 2002 年全国居民营养与健康调查显示，我国人群高血压的知晓率、治疗率和控制率仅分别为 30%、25% 和 6%。

了解你和家人的血压，做好疾病防控，共享健康生活。

（高天欣）

参考文献

[1] 蒋巍巍，季忠. 无创血压测量方法的研究进展 [J]. 中华高血压杂志，2015，23（7）：685–689.
[2] 李南方，张菊红，蒋文，等. 立、坐、卧三体位对高血压患者血压值的影响 [J]. 中华高血压杂志，2011，19（9）：842–846.

实验 22　人体血氧检测

【目的要求】

（1）学习并掌握无损检测人体血氧饱和度的原理和方法。
（2）理解血氧饱和度的概念，掌握指端脉搏血氧饱和度和组织血氧饱和度的区别和联系。

（3）通过实验找出影响血氧饱和度的因素，了解其在临床应用中的重要意义。

【基本原理】

氧合血红蛋白（HbO_2）和脱氧血红蛋白（Hb）是近红外波段人体主要的色素。用光学方法可以无损检测二者的浓度之比，从而得到血氧饱和度（氧合血红蛋白浓度占人体总血红蛋白浓度的百分比。）

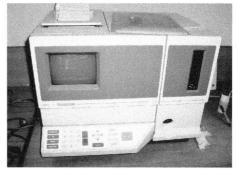

图 4-5　血气分析仪

目前临床上多用两种方法检测血液的血氧饱和度。一是有创血气分析（图 4-5 为血气分析仪），即从人体的大血管（动脉或静脉）抽血，用电化学方法得到其血氧参量。血气分析在检测血液的血氧饱和度方面是唯一的"金标准"，并且还可得到血液中电解质浓度等生化信息。二是检测指端脉搏血氧饱和度（pulse oxygen saturation，SpO_2），这是无创的光学检测方法，现已广泛应用于临床。其传感器夹在指端，检测原理基于指端动脉的搏动，即提取经组织衰减的出射光的交流（搏动）分量并予以解算（图 4-6）。因此 SpO_2 实际上是动脉血的氧饱和度，只要人体心肺功能正常，它一般很接近 100%。但是，当心脏搏动微弱或血压出现严重下降时，就很难用这种方法测量 SpO_2 了。

人体组织中密布着大量的微血管，包括微动脉、微静脉和毛细血管。人体组织的血氧参量即为上述各种微血管中血液血氧参数的加权平均。由于微静脉血的流速比微动脉血慢，因此微静脉血的血氧参量在组织血氧参量中占主要地位。以人体脑组织为例，在其血氧参数中，微静脉血的权重占 60%～80%，微动脉血占 15%～20%，其余为毛细血管中的血液。

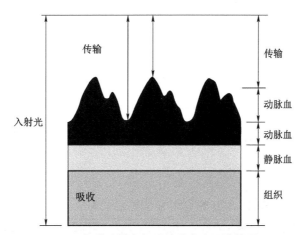

图 4-6　指端脉搏血氧计消除本底干涉的原理

人体组织的血氧参数包括局部组织中的血红蛋白浓度以及局部组织的氧饱和度（regional oxygen saturation，rSO_2）两类参数。这里"局部组织"指的是用近红外光谱方法检测组织的血氧参数时，位于光学传感器下方且被其探测到的组织。人体组织的血氧参数既是血液血氧参数概念的推广，又同血液的血氧参数存在根本区别。在运动医学、组织移植、体外循环、药物疗效评定、新生儿医学、基础研究等领域有广泛的应用价值。

【两种测量指标的区别】

图 4-7（a）是人体血液循环模型，图 4-7（b）是卧室供暖模型，二者具有明显的对应关系。如表 4-6 所示。

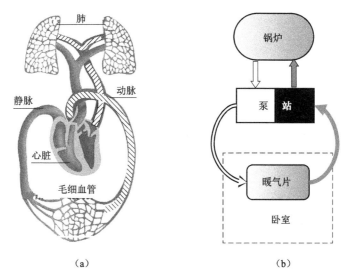

（a）　　　　　　　　　　　（b）

图 4-7　人体血液循环模型与卧室供暖模型对照

（a）人体血液循环模型；（b）卧室供暖模型

表 4-6　人体血液循环模型与卧室供暖模型参量对照关系表

人体血液循环模型	肺	心脏	动脉	静脉	氧饱和度	O_2	血液	SpO_2	rSO_2
卧室供暖模型	锅炉	泵站	热水管	冷水管	温度	热量	水		

思考：SpO_2 和 rSO_2 分别对应卧室供暖模型中的什么指标？

【实验器材】

指端脉搏血氧监测仪 MD300C202、组织血氧检测仪 TSAH-100。

【方法步骤】

（1）开机、预热，TSAH-100 的使用方法见附录 E。

（2）受试者取坐位，静坐 10 min，待肢体放松、呼吸平稳与情绪稳定。

（3）用指端脉搏血氧检测仪检测指端血氧饱和度，记录。

（4）用组织血氧饱和度仪检测左臂、大腿等不同部位的血氧饱和度值，记录。

（5）阻断实验。用血压计袖带加压，阻断上臂血流，观察阻断点远端和近端在阻断前后以及恢复供血前后的血氧变化情况，分析原因。

（6）运动实验：

（a）受测者双脚并拢直立，待数据平稳后做垫脚尖运动，直至数据平稳，恢复双脚并拢直立，待数据平稳。

（b）受测者双脚并拢直立，待数据平稳后跟随节拍器进行原地跑步运动，直至数据平稳，恢复双脚并拢直立，待数据平稳。

（c）受测者平躺于床上，待数据平稳后向上勾脚尖，直至数据平稳，恢复放松状态，待数据平稳。

（7）观察在运动时组织血氧和指端脉搏血氧的变化情况。讨论原因。

（8）脑氧实验：将探头发射端置于额中线旁开 1.5 cm、眉上 2 cm 处，接收端和发射端连线与额中线呈 30°，使检测光线避开中央矢状窦和额窦。探头用医用敷贴和绷带固定。每个采样位置连续测量 20 min。实验在安静且光线暗的室内进行。对连续记录的数据进行小波分析，观察其在不同生理信号自发振荡频段的分布情况。

（9）实验结果分析：对全班同学各种血氧数据进行统计学分析，是否可以得出正常范围；进行统计分析，改变条件带来的血氧值（rSO_2 和 SpO_2）变化有无显著性差异？

【注意事项】

（1）组织血氧检测仪探头按压的力度会影响检测值，多次测量，要注意按压力度一致。

（2）检测时，探头避开大的动、静脉血管，否则会受到干扰。

【思考与讨论】

1. 根据你的实验，何种因素对指端脉搏血氧饱和度有确定性的影响？

2. 何种因素对组织血氧饱和度有确定性的影响？哪些因素会造成局部组织缺氧，也就是会造成"卧室供暖模型"中卧室温度降低？

3. 比较指端脉搏血氧饱和度和组织血氧饱和度在反应生理状态中的作用。

4. 表 4-7 列举了卧室供暖模型与实际人体循环系统模型的故障（疾病）情况。深入思考：表中因素分别会对 SpO_2 和 rSO_2 带来什么影响？

表 4-7 人体循环系统疾病与卧室供暖故障对照关系表

卧室供暖模型	实际人体组织	SpO_2	rSO_2
锅炉或泵站故障	患者心肺功能存在问题，比如心脏搏动微弱、窒息等		
卧室暖气管道堵塞	血液循环发生障碍，例：局部动、静脉栓塞		
卧室门窗密封不严导致热量流失	组织耗氧速度加快，比如：骨骼肌对外做功、大脑皮层兴奋等		
暖气片散热存在问题	氧无法参与有氧代谢进程，比如线粒体功能障碍（此时 HbO_2 无法有效脱氧）		
暖气漏水或水压不足	大量失血或血压下降导致组织血液灌注不足		

5. 光学法检测血氧饱和度的原理是 Lambert–Beer 定律，请查阅资料，推导指端脉搏血氧饱和度解算的简易公式。

6. 查阅资料，列举血氧饱和度在临床中的应用。

（高天欣　李　岳）

参考文献

[1] 丁海曙，腾轶超. 组织血氧参数近红外无损检测技术及自主创新之路 [J]. 激光与光电子学进展，2007，44（9）：14–31.

[2] He Y, Jiang P, Han S, et al. Wavelet analysis of cerebral oxygenation oscillations in the screening of Moyamoya disease [J]. Bio-medical materials and engineering, 2014, 24(6): 3463–3469.

实验 23　人体心电检测

【目的要求】

（1）学习并掌握体表心电图的原理和测量方法。

（2）掌握心电图的导联系统。

（3）尝试分析心电图。

【基本原理】

体表心电图的原理详见附录 F。

【实验器材】

心电图机。

【方法步骤】

（1）接好心电图机的电源线、地线和导联线。打开电源开关，预热 3～5 min。

（2）受试者仰卧，待肢体放松、呼吸平稳与情绪稳定。为了保证导电良好，可在放置引导电极部位涂少量电极膏。按照标准十二导联方法接线，如表 4–8 所示。

表 4–8　心电图肢体导联连接方法

导联线颜色	红色	黄色	绿色	黑色
连接部位	右手	左手	左足	右足

胸前电极的位置见附录 F "单极胸导联" 的连接方法。

（3）依次记录 I、II、III、aVR、aVL、aVF、V1、V2、V3、V4、V5、V6 导联的心电图。取下心电记录纸，进行分析。

（4）分析结果，完成实验报告。在心电图记录纸上辨认出 P 波、QRS 波、T 波和 P–R 间期，进行下列分析：

1）心率测定：最少取 5 次 P–P 间隔或 R–R 间隔的平均值。

2）心律的分析：主导节律的判定、心律是否规则整齐、有无期前收缩或异位节律出现。

窦性心律的心电图表现是：P 波在 II 导联中直立，在 aVR 导联中倒置，P–R 间期在 0.12 s 以上。如果心电图中最大的 P–P 间隔和最小的 P–P 间隔相差 0.12 s 以上，称为心律不齐。成年人窦性心律的心率为 51～100 或 60～90 次/min。

3）心电图各波段的分析：测量 II 导联中 P 波、QRS 波群、T 波的时间和电压，测定 P–R 间期和 Q–T 间期的时间。

4）心电轴的测定：心电轴指的是额面 QRS 波群的平均向量，对心室肥厚、束支传导阻滞的诊断有价值。根据肢体导联 QRS 波群的方向和波幅可测出心电轴。

常用振幅法测定心电轴：先测出 I 导联 QRS 波群的振幅，R 为正，Q 与 S 为负，算出 QRS 振幅的代数和，再以同样的方法算出 III 导联 QRS 振幅的代数和。然后将 I 导联 QRS 振幅数值画在 I 导联轴上，作一垂线；将 III 导联 QRS 振幅数值画在 III 导联轴上，也作一垂线；两垂线相交于 A 点，将电偶中心 O 点与 A 点相连，OA 即为所求的心电轴。如图 4–8 所示：QRS$_I$ 为+10；QRS$_{III}$ 为–8，作两垂线相交于 A 点，用量角器测量 OA 与 I 导联轴正侧段的夹角为–19°，表示心电轴为–19°。

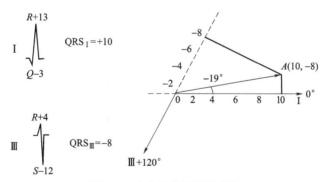

图 4–8　心电轴的振幅测定法

如图 4–9 所示：心电轴的正常变动范围较大，在–30°～+110°，一般在 0°～+90° 之间，正常心电轴平均约为+60°。自+30°～–90° 为电轴左偏，+30°～–30° 属电轴轻度左偏，常见于正常的横位心脏（肥胖、腹水、妊娠等）、左室肥大和左前分支阻滞等。+90°～+110° 属轻度电轴右偏，常见于正常的垂直位心脏和右室肥大等；越过+110° 的电轴右偏，多见于严重右室肥大和左后分支阻滞等。

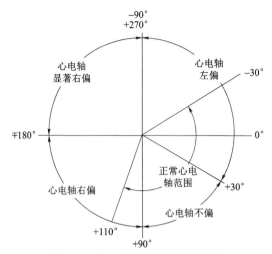

图 4-9　心电轴的正常范围与偏移

【注意事项】

（1）医用电子设备的安全性是第一位的，心电图机使用中，需要严格做好接地。

（2）电极位置要准确；贴电极时需在皮肤上抹水，增加导电。

【思考与讨论】

1. 解释双极导联、单极导联、加压导联的含义及各自所包括的导联。

2. 试推导加压肢体导联信号为相应单极肢体导联的 1.5 倍。

3. 何谓心电向量图，根据已有设备，可否作出心电向量图？请设计方案。

4. 将人体心电图与蛙心心电图相对比，有何异同？试探讨其不同的原因。

5. 查阅资料，了解心电图机研发的前沿进展。

实验 24　人体超声检测

【目的要求】

（1）学习并了解 B 型超声的原理和测量方法。

（2）了解超声探头的应用范围和区别。

（3）尝试分析超声图像，并与人体解剖结构相对应。

【基本原理】

　　超声成像是一种基于超声波的医学影像学诊断技术，它利用超声的物理特性和人体器官组织声学性质上的差异，以波形、曲线或图像的形式显示和记录，从而进行疾病诊断。

　　人体各种器官与组织都有特定的声阻抗和衰减特性。超声射入体内，由表面到深部，将经过声阻抗和衰减特性各异的器官与组织，产生不同的反射与衰减。在此基础上可以形成超声图像——将接收到的回声，根据其强弱，用明暗不同的光点依次显示在影屏上，则可显出人体的断面超声图像。从声波到图像，一般有如下几个步骤：

（1）产生声波：在医学超声检查中，压电换能器的相位阵列产生短而强的声音脉冲制造声波。电线和换能器都封装在探头中。电脉冲使陶瓷振荡产生一系列的声音脉冲。而医学超声的目的在于使由换能器散射出的声波汇总产生单一聚焦成弧形的声波。为了使声波有效地传导入人体（即阻抗匹配），探头的表面由橡胶包被。水基凝胶涂布在探头和患者皮肤之间。部分声波从不同组织之间的界面反射回探头，即为回声。

（2）接收回声：返回的声波使探头的单元振荡并使振荡转化为电脉冲，脉冲由探头发送至超声主机，并处理成数字图像。

（3）形成图像：根据回声的 3 个要素（哪个单元接收到回声、信号强度、声波从发射到返回所用时间），可明确图像中相关像素应该用多强的亮度显示。接收信号转化为数字图像的过程类似向空白的电子表格里填写数据。接收脉冲的探头单元决定电子表格的列。接收回声所用的时间决定行，回声的强度决定该行该列应显示的亮度（白色表示强回声，黑色表示无回声，不同的灰阶表示二者之间不同强度的回声）。

声波在人体中的传播：超声检测使用一个含有一个或多个换能器的探头向人体发射声波脉冲。当声波遇到声阻抗不同的组织时，部分声波就会被反射到探头从而被检测到。通过测量回声返回到探头的时间就可以计算出组织交界面的深度。此外，声阻抗差距越大，回声就越强。

超声成像的优点是可以对肌肉和软组织成像，特别善于分辨固体和液体间的界面、能实时无损显示脏器的结构、小巧便携、便宜。其不足是对骨的穿透性差、受气体影响大、探查深度有限、依赖医生经验。

【实验器材】

天惠华 TH–200 数字黑白超声诊断系统，如图 4–10 所示。

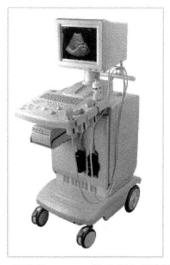

图 4–10　天惠华 TH–200 数字黑白超声诊断系统

【方法步骤】

（1）受试者仰卧，待肢体放松、呼吸平稳与情绪稳定，用凸阵探头观测其脏器（肝脏、胆囊、胰脏、肾、子宫、前列腺、乳房等），尝试观测心脏。

（2）用线阵探头观察甲状腺，寻找血流信号，与解剖位置相比较。

（3）尝试在线测量。

（4）保存测量结果。

（5）与人体解剖结构相对照，分析结果，描画所观察部位的形状，完成实验报告。

【注意事项】

（1）严格按照使用说明操作，保护仪器设备，以免损坏。

（2）注意超声探头的位置与所获得图像的解剖位置之间的关系。

【思考与讨论】

1. 超声诊断的原理是什么？

2. 将所得图像与解剖图相比较，有何区别？

3. 超声在临床诊断中的应用有哪些？

4. 如何通过超声图像判断脂肪肝等疾病？

5. 查阅资料，了解医学超声技术的前沿进展。

实验 25　基于脑电的神经反馈实验

【目的要求】

（1）了解脑电原理。

（2）学习脑电检测方法。

（3）学习基于脑电的认知实验设计方法。

【基本原理】

本实验使用基于脑电的神经反馈技术，提取受试者 α 频段能量，通过视觉与听觉反馈给受试者，使其感受自身 α 信息，有意识地运用心理过程提高 α 频段能量最终达到注意力增加的训练效果。

注意力是指人的心理活动指向和集中于某种事物的能力，是智力的五个基本因素之一，是记忆力、观察力、想象力、思维力的准备状态，是人们在生活与实践活动中必须具备的一种重要心理品质。注意力不集中不仅影响学习和工作，还可能会导致人际关系差和自尊心下降等。

常见的脑电信号可根据频段划分为：δ 波（1～4 Hz），θ 波（4～7 Hz），α 波（8～

14 Hz）以及波 β（15～30 Hz）。人体脑电 α 波是成年人在安静、觉醒状态下主要的活动节奏，当 α 波占优势时人的应急能力、办事效率和注意力都会增强。

神经反馈利用现代信号处理技术和计算机技术，采集人体较难感知的脑电生理信号，对信号处理后提取特征频段参数，并有选择地放大成机体能感知和理解的视觉或听觉方式呈现出来，使被试者逐步感知自己的机体状况变化，通过强化学习和外部反馈信息，实现心理生理自我调节，达到心身平衡健康的效果。

舒尔特方格（Schulte Grid）是在一张方形卡片上画上 1 cm×1 cm 的 25 个方格，格子内任意填写上阿拉伯数字 1～25 共 25 个数字。训练时，要求被测者用手指按 1～25 的顺序依次指出其位置，同时诵读出声，施测者一旁记录所用时间。数完 25 个数字所用时间越短，注意力水平越高，18 岁及以上成年人最好可达到 8 s 的水平，20 s 为中等水平。舒尔特方格不仅可以测量注意力水平，而且是简单有效的注意力训练方法。

【实验器材】

可穿戴脑电设备、神经反馈软件、舒尔特方格、屏蔽室。

【方法步骤】

（1）在环境安静、光线较暗、周围无强电磁干扰的实验室内，进行脑电采集设备与神经反馈软件运行准备。

（2）使用便携式脑电采集设备，对受试者 Fz 电极（根据国际 10–20 系统，将额中线上距鼻根和距枕外粗隆距离比为 3∶7 的位置点的电极称 Fz 电极）进行反馈训练，地面和参考电极分别放置于右侧和左侧耳垂。

（3）训练参数设置：每个小节（session）包括 3 min 基线数据，30 min 持续神经反馈，最后 3 min 再次采集静息态数据；数据实时线上处理，每 0.5 min 进行反馈 α 幅值。

（4）神经反馈训练：被试静坐于屏幕前，观看屏幕图片；当被试 α 幅值超过 60% 的时间超过基线值，则增强图片对比度；当被试 α 幅值为 40% 时间低于基线值，将降低屏幕对比度。每个会话设定 30 min，每次 3 min，共 10 次试验，中间休息 1 min。

（5）统计计算每个试验平均 α 幅值，分析训练期间 α 幅值与其基线的差异。

（6）使用舒尔特方格（7×7）进行注意力测试，分析注意力提升效果。

【注意事项】

（1）神经反馈训练阈值与周期的设定因人而异。

（2）在进行神经反馈训练时，指导者适当给予引导。

（3）训练开始时，要求受试者平心静气、安逸放松。

【思考题】

1. 神经反馈的机制是什么？在神经反馈实验中，什么真正影响了脑电频段参数的改变？

2. 在进行神经反馈实验时，需要注意哪些问题及步骤？

3. 神经反馈的信号反馈形式对训练结果是否有影响，请详述。

【创新与探索】

除了 α 神经反馈，是否可以设计其他的神经反馈以改善不同的认知能力？请详述方案。

【附】

提取脑电信号，经过分析加工，给被试反馈这种方式可以用于癫痫的抑制；也可以用于解决失能患者生活问题（如注释电脑屏幕特定区域，就能打开电视等）。这一技术又称"脑机接口"。

（闫天翼）

参考文献

［1］朱玉. 丰富课堂形式，提高学生注意力［J］. 科学大众科学教育，2014（3）：12.

［2］Klimesch W, Doppelmayr M, Russegger H, et al. Induced alpha band power changes in the human EEG and attention [J]. Neuroscience Letters, 1998, 244(2): 73.

［3］Zoefel B, Huster R J, Herrmann C S. Neurofeedback training of the upper alpha frequency band in EEG improves cognitive performance [J]. Neuroimage, 2011, 54(2): 1427–1431.

［4］Heinrich H, Gevensleben H, Strehl U. Annotation: Neurofeedback-train your brain to train behaviour [J]. Journal of Child Psychology and Psychiatry, 2007, 48(1): 3–16.

［5］Moyi Li, Qianying Fang, Junzhe Li, et al. The Effect of Chinese traditional exercise-baduanjin on physical and psychological well-being of college students: A randomized controlled trial [J]. PLoS One, 2015, 10(7): e0130544.

［6］Ros T, Théberge J, Frewen PA, et al. Mind over chatter: plastic up-regulation ofthe fMRI salience network directly after EEG neurofeedback [J]. Neuroimage, 2013, 65(1): 324.

实验 26　人体心肺复苏

【目的要求】

（1）学习并了解心肺复苏的原理和方法。

（2）通过操作掌握心肺复苏技术。

【基本原理】

当心脏骤停发生后，通过胸外按压和人工呼吸建立人工血液循环，可以有效地挽救生命，减少脑和其他组织损伤造成的伤残。

【实验器材】

小安妮急救模拟人。

【课前习题】

制作人体心肺复苏流程图。

【基本步骤】

（1）发现有人倒地，需要先审视环境是否安全，确认安全或做好相关防护后，到伤者身边。

（2）跪于伤者身旁，双膝靠近伤者的肩与腰之间，轻拍（肩膀）重唤（分别在左、右耳边大声呼喊伤者）。如无反应，进入下一步。

（3）观察伤者有无反应，是否有呼吸（男士呼吸多为腹式呼吸，腹部起伏，女士多为胸式呼吸，胸部起伏）。如无或仅仅是濒死样喘息，进入下一步。

（4）喊人帮忙拨打急救电话（同时也是你救人的证人）。找人时要用词准确地向某个确定的人求助。如"先生，这位伤者需要急救，请您帮我打电话给 120。"如未获得响应，要立即向下一位求助，直至找到乐于提供帮助的人。找人寻找附近的 AED（自动除颤仪）。呼吁周围会急救的人帮忙。

（5）帮助伤者成仰卧位。如原来是俯卧，到伤者枕骨一侧身边跪下，将伤者近侧手臂向其头上方向伸展，将对侧腿抬起，交叉放到近侧腿上，双手分别扶伤者后颈部和腋下。例如，伤者俯卧救人者位于伤者右侧，则向头上方展其右侧手臂，将其左腿交叉放到右腿上，右手扶其后颈部；左手扶其左腋下。左手用力，右手保护，将伤者靠在施救者大腿上逐步翻转为仰卧位，将其双臂平放于身体两侧。再次观察呼吸情况。在翻转过程中，可顺势观察其口中有无异物，并借翻转于侧卧位时将其清除，后继续翻转至仰卧位。翻转伤者时，一定注意用手托住伤者颈后部，以保护颈椎。

（6）如无呼吸，对呼唤没有反应，则立即进行胸外按压。双手重叠，掌根位于胸骨下 1/2 处，此时中指位于在伤者乳头上方。若无法找准乳头位置，可拇指张开，其余四指并拢，将手掌放于伤者腋下，食指侧紧贴腋下，水平向胸骨处移动，直至掌根位于胸骨上方。双手手指向上翘起，以保证掌根压力，且不会伤及周围肋骨。注意：此位置非常重要，若找错，则不但不能救人，反而会伤人。按压时，施救者跪于伤者身旁，可根据自身高度，两膝盖分开一段距离，使得上身向前倾后，双臂自然下垂，双肘伸直，手掌落于被救者胸骨。以髋关节为轴向前下方转动身体，使身体重量经过手臂，落于被救者胸骨。双肩放松，双肘伸直，双臂与被救者胸部垂直。按压时，掌根始终紧贴胸骨，随之上下运动，且不得偏离，施力稳健、匀速，不得弹跳。

以 100～120 次/min 的频率按压。按压时，伤者胸部应下陷 5～6 cm。每按压 30 次，吹气 2 次，为一组，不间断连续做五组。对女士做胸外按压前，要解除其内衣，以免钢托受压后压断肋骨。如不能找准位置，可以解开伤者衣物，但不要无谓的触摸伤者胸部（胸外按压除外），以免产生误会。

施救者如果疲劳，需要另外的施救者从伤者对侧接力接替前人进行按压。故施救时，应大声数出按压次数，以便接力的施救者在前者完成一组按压后即刻接手。并便于计算救人所用时间，利于后续抢救。

若进行口对口吹气，吹气前，应确认伤者口内无异物。若有，则将其头向侧转，用手挖出口中异物。如被救者头部有伤，不宜转动，可以在仰卧位，用手抠出其口中异物。可用纱布、衣物覆盖被救者口唇，施救者用口完全包裹住被救者口唇，一手小鱼际按压被救者额部，使其头向后仰，呼吸道伸直，同时拇指与食指捏住伤者鼻孔，另一只手食指、中指并拢，轻抬其一侧下颌，帮助仰头。吹气时，施救者的口完全覆盖伤者的口，并确保伤者两侧鼻孔均被捏紧不漏气，施救者 1 s 内快速将气吹入伤者口中，余光看被救者胸部是否起伏。两次吹气间，手放开鼻孔，头侧向一旁，避开被救者呼出的气体，顺带观察胸部是否有反应。吹气以 500～600 ml 每次为宜。过度充气可能会压出胃内食物堵塞呼吸道，应避免。因吹气而中断按压的时间不得超过 10 s。

（7）如是按压、吹气，直至被救者有反应，或呼吸心跳恢复。心跳恢复以颈动脉搏动为准。将一手食指、中指并拢，从男士喉结或女士甲状软骨位置向颈侧面轻划，贴于侧面，以指腹感受有无搏动。

（8）心肺复苏终止的条件：

1）伤者恢复自主心跳和呼吸；

2）其他救护者或医务人员到场接替；

3）医生确认伤者死亡；

4）施救者精疲力竭。

5）环境不再安全。

【思考与讨论】

1. 为什么要按压胸骨下 1/2 的位置？

2. 按压频率是否越快越好？

3. 怎样保护被救者肋骨在胸外按压时不被压断？

4. 为什么要分别在左、右耳边呼唤伤者？

5. 吹气是否越多越快越好？

6. 判断心脏骤停的两大主要指征是什么？为什么？

7. 简述高质量心肺复苏的条件（5 条）。

参考文献

[1] 中国红十字总会. 救护师资教材（二）心肺复苏与创伤救护 [M]. 北京：人民卫生出版社，2015.

[2] 北京市红十字会. 急救手册（中级）[M]. 北京：北京教育出版社，2011.

第五章
虚拟仿真实验

实验 27　基于 MOODLE 实验平台的
蛙心灌流虚拟仿真实验

【背景介绍】

虚拟仿真实验教学依托虚拟现实、多媒体、人机交互、数据库和网络通信等技术，构建高度仿真的虚拟实验环境和实验对象，学生在虚拟环境中开展实验，达到教学大纲所要求的教学目的。建立虚拟仿真实验教学平台可以推动信息化条件下自主学习、探究学习、协作学习等实验教学方法改革，提高教学能力，丰富教学内容，拓展实践领域，降低成本和风险，开展绿色实验教学。

本章介绍 MOODLE（魔灯）教学平台系统以及基于 Unity3D 开发、挂载 MOODLE 的蛙心灌流虚拟仿真实验软件。

【MOODLE（魔灯）教学平台】

1. MOODLE 背景

MOODLE（modular object oriented dynamic learning environment）是"面向对象的模块化动态学习环境"的首字母缩写，由澳大利亚教师 Martin Dougiamas 基于建构主义教育理论而开发的课程管理系统。它是一个免费的开放源代码的软件，目前在各国已广泛应用。它是一个用来建设基于 Internet 的课程和网站的软件包。MOODLE 平台依据社会建构主义的教学思想，即教育者（老师）和学习者（学生）都是平等的主体，在教学活动中，他们相互协作，并根据自己已有的经验共同建构知识。

MOODLE 平台还具有兼容和易用性。可以几乎在任何支持 PHP 的平台上安装，安装过程简单。只需要一个数据库（并且可以共享）。它具有全面的数据库抽象层，几乎支持所有的主流数据库（除了初始表定义）。利用 MOODLE 平台，现今主要的媒体文件都可以进行传送，这使可以利用的资源极大丰富。在对媒体资源进行编辑时，利用的是用所见即所得的编辑器，这使使用者无须经过专业培训，就能掌握 MOODLE 平台的基本操作与编辑。MOODLE 平台注重全面的安全性，所有的表单都被检查，数据都被校验，cookie 是被加密的。用户注册时，通过电子邮件进行首次登录，且同一个邮件地址不能在同一门课程中进行重复注册，所有这些，都使 MOODLE 平台的安全性得到了加强。目前，MOODLE 平台项目仍然在不断的开发与完善中。

2. 平台功能介绍

（1）课程管理。

教师可以全面控制课程的所有设置，包括限制其他教师；可以选择课程的格式为星期、主题或社区讨论；灵活的课程活动配置——论坛、测验、资源、投票、问卷调查、作业、聊天、专题讨论；课程自上次登录以来的变化可以显示在课程主页上——便于成员了解当前动态；绝大部分的文本（资源、论坛帖子等）可以用所见即所得的编辑器编辑；所有在论坛、测验和作业评定的分数都可以在同一页面查看（并且可以下载为电子表格文件）；全面的用户日志和跟踪——在同一页面内统计每个学生的活动，显示图形报告，包括每个模块的细节（最后访问时间、阅读次数），还有参与的讨论等，汇编为每个学生的详细的"故事"；邮件集成——把讨论区帖子和教师反馈等以 HTML 或纯文本格式的邮件发送；自定义评分等级——教师可以定义自己的评分等级，并用来在论坛和作业打分；使用备份功能可以把课程打包为一个 zip 文件。此文件可以在任何 MOODLE 服务器恢复。

（2）作业模块。

可以指定作业的截止日期和最高分；学生可以上传作业（文件格式不限）到服务器，上传时间也被记录，也可以允许迟交作业，但教师可以清晰地看到迟交了多久；可以在一个页面、一个表单内为整个班级的每份作业评分（打分和评价）；教师的反馈会显示在每个学生的作业页面，并且有 e-mail 通知；教师可以选择打分后是否可以重新提交作业，以便重新打分。

（3）聊天模块。

支持平滑的、同步的文本交互；聊天窗口里包含个人图片；支持 URL、笑脸、嵌入 HTML 和图片等；所有的谈话都记录下来供日后查看，并且也可以允许学生查看。

（4）投票模块。

选举投票。可以用来为某件事表决，或从每名学生得到反馈（例如支持率调查）；教师可以在直观的表格里看到谁选择了什么；可以选择是否允许学生看到更新的结果图。

（5）论坛模块。

有多种类型的论坛供选择，例如教师专用、课程新闻、全面开放和每用户一话题；每个帖子都带有作者的照片，图片附件内嵌显示；可以以嵌套、列表和树状方式浏览话题，也可以让旧帖在前或新帖在前；每个人都可以订阅指定论坛，这样帖子会以 e-mail 方式发送。教师也可以强迫每人订阅；教师可以设定论坛为不可回复（例如只用来发公告的论坛）；教师可以轻松地在论坛间移动话题；如果论坛允许评级，那么可以限制有效时间段。

（6）测验模块。

教师可以定义题库，在不同的测验里复用；题目可以分门别类地保存，易于使用，并且可以"公布"这些分类，供同一网站的其他课程使用；题目自动评分，并且如果题目更改，可以重新评分；可以为测验指定开放时间；根据教师的设置，测验可以被尝试多次，并能显示反馈和/或正确答案；题目和答案可以乱序（随机）显示，减少作弊；题目可以包含 HTML 和图片；题目可以从外部文本文件导入；如果愿意，可以分多次完成试答，每次的结果被自动累积；选择题支持一个或多个答案：包括填空题（词或短语）、判断题、匹配题、随机题、计算题（带数值允许范围）、嵌入答案题（完形填空风格），在题目描述中填写答案、嵌入图片和文字描述；在 MOODLE 平台中设计的各类题目可以备份，并导出，可以在任何支持国际标准的学习管理系统中导入。

（7）资源模块。

支持显示任何电子文档、Word、Powerpoint、Flash、视频和声音等；可以上传文件并在服务器进行管理，或者使用 Web 表单动态建立（文本或 HTML）；可以连接到 Web 上的外部资源，也可以无缝地将其包含到课程界面里；可以用链接将数据传递给外部的 Web 应用。

（8）问卷调查模块。

内置的问卷调查（COLLES、ATTLS）作为分析在线课程的工具已经被证明有效；随时可以查看在线问卷的报告，包括很多图形。数据可以以 Excel 电子表格或 CSV 文本文件的格式下载；问卷界面防止未完成的调查；将学生的回答和班级的平均情况进行比较，作为反馈提供给学生。

（9）互动评价（workshop）模块。

学生可以对教师给定的范例作品文档进行公平的评价，教师对学生的评价进行管理并打分；支持各种可用的评分级别；教师可以提供示例文档供学生练习打分；有很多非常灵活的选项。

【蛙心灌流虚拟实验平台】

1. Unity3D 开发软件

Unity3D 是由 Unity Technologies 开发的一个让轻松创建诸如三维视频游戏、建筑可视化、实时三维动画等类型互动内容的多平台综合型游戏开发工具，是一个全面整合的专业游戏引擎。Unity3D 开发类似于 Director、Blender Game Engine、Virtools 或 Torque Game Builder 等利用交互图形化开发环境为首要方式的软件，其编辑器运行在 Windows 和 Mac OS X 下，可发布游戏至 Windows、Mac、Wii、iPhone、Windows Phone 8 和 Android 平台。也可以利用 Unity Web Player 插件发布网页游戏，支持 Mac 和 Windows 的网页浏览。它的网页播放器也被 Mac widgets 所支持。Unity3 不仅只限于游戏行业，在虚拟现实、工程模拟、3D 设计等应用方面也有着广泛的应用，目前国内进行虚拟仿真教学软件的开发主要使用 Unity3D。利用 Unity Web Player 插件可以将教学软件挂在任何网页中，学生通过账号、密码登录教学平台系统后，便可直接在网页中进行教学软件的使用，而不需要将其下载到本机后运行，大大简化了操作，避免了电脑系统安装环境的不同所带来的软件兼容性问题。

2. 基于 Unity3D 开发的蛙心灌流虚拟实验

（1）蛙心灌流实验介绍。

心脏具有自律性。以理化特性类似于血浆的代用液灌流动物离体心脏时，在一定时间内，仍然保持有节律的舒缩活动。改变灌流液的成分，心脏跳动的频率和幅度也随之发生改变。蟾蜍心脏具有自律性，但各部分的自律性高低不同，静脉窦的自律性最高，心房次之，心室最低。正常蟾蜍心搏由静脉窦发出，所以静脉窦称为两栖类动物心脏的起搏点。心脏受植物性神经支配。交感神经兴奋时，其末梢释放去甲肾上腺素使心脏收缩力增强，心率加快，传导加速；而迷走神经兴奋时，其末梢释放乙酰胆碱，使心脏收缩力减弱，心率减慢，传导减慢。

通过《蛙心灌流虚拟实验》软件操作，进行模拟"离体蛙心灌流实验"。本实验作为实际实验前的预实验，通过本实验学习离体蛙心灌流方法，为真实实验奠定基础。对神经递质、受体、受体阻断剂的概念有初步的感性认识；了解蟾蜍心脏起搏点及其各部分的自律性高低和心脏的兴奋传导次序。

（2）软件主界面。

从图 5-1 软件主界面可以看出，蛙心灌流虚拟软件拥有两种主要工作模式，分别是演示模式和操作模式。

演示模式展现了实验过程每一步的细节，学生可通过演示模式详细了解实验步骤，方便高效地进行实验的预习；操作模式则需要学生通过自行控制进行实验的操作，考查学生对于实验的理解，以及检验操作步骤是否正确。

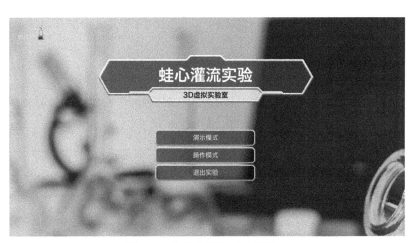

图 5-1 软件主界面（见彩插）

（3）操作界面。

（a）演示模式如图 5-2 所示，界面介绍如下：

A. 实验步骤选择器。

B. 实验步骤进度条。

C. 实验软件功能按钮。

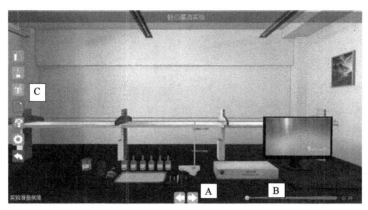

图 5-2　演示模式界面（见彩插）

　　通过单击选择器箭头 A，学生可以方便地学习实验中的每一步骤，若对该步骤有疑问，可以通过重放进行复习，提高了学习效率；同时可根据右下方实验进度条 B，得知当前实验操作是属于哪一步，加强对实验的理解；通过左侧实验功能按钮 C，可以获取实验的实验报告及实验要求，方便学习。

　　图 5-3 为实验第五步的截图：

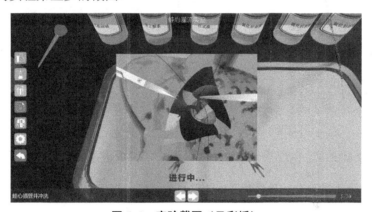

图 5-3　实验截图（见彩插）

（b）操作模式如图 5-4 所示，界面介绍如下：

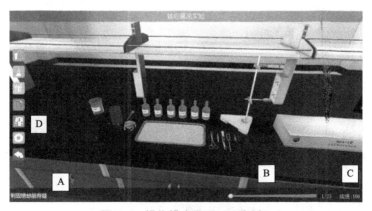

图 5-4　操作模式界面（见彩插）

A. 当前实验步骤名称。

B. 实验进度条。

C. 当前实验得分。

D. 实验软件功能按钮。

在操作模式，学生通过键盘的"W、A、S、D"四个按键进行空间移动，通过鼠标右键进行视角调整，通过鼠标左键单击物品进行实验操作。根据左下方当前实验步骤提示 A，得知当前需要进行的操作步骤，用鼠标左键选取物品进行操作；同时根据试验进度条提示 B，得知当前属于实验中的第几步；通过右下方当前实验得分 C，得知实验进行时有多少次操作失误带来的分数减少，操作失误则分数会被扣除；通过左侧实验功能按钮 D，可以获取实验的实验报告及实验要求，方便学习。

以下以实验第一步骤进行演示：

鼠标选择对应物品，鼠标右键单击后，出现选项菜单，单击"刺毁脑脊髓"（图 5-5）。

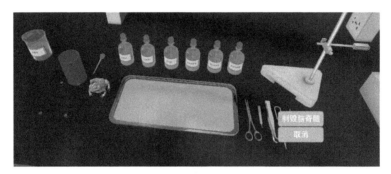

图 5-5　实验步骤（见彩插）

此刻实验步骤正确，出现操作动画（图 5-6），学生可根据其动画详细学习操作过程。

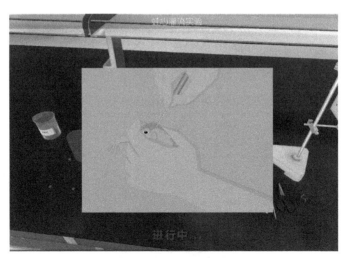

图 5-6　操作动画（见彩插）

演示动画结束后，等待 3D 动画操作（图 5-7）。

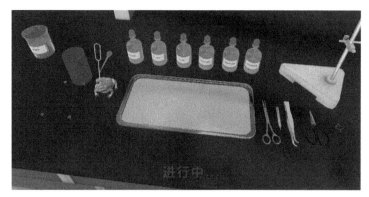

图 5-7 等待界面（见彩插）

至此，实验第一步完成（图 5-8）。

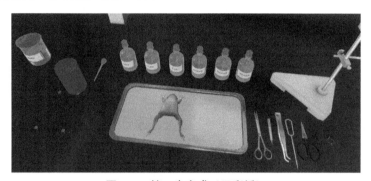

图 5-8 第一步完成（见彩插）

（4）虚拟软件在 MOODLE 平台上的挂载。

通过 Unity Web Player 插件，可以将实验软件当作 Flash 在 HTML 页面上进行加载。在 MOODLE 平台的课程模块中添加自定义页面 PAGE，然后在内容编辑器中使用超链接加载命令，将软件文件在服务器中的相对路径加载进 HTML 容器中。此时，实验者可通过访问该网页进行实验操作。

（魏力中）

附录 A

Pclab 系列生物医学信号采集处理系统简要说明

一、仪器前后面板

仪器前后面板如图 A–1 和图 A–2 所示。

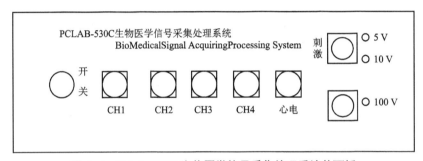

图 A–1 Pclab–530C 生物医学信号采集处理系统前面板

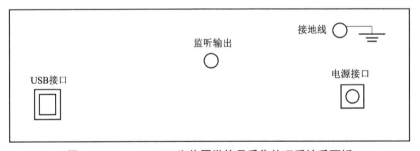

图 A–2 Pclab–530C 生物医学信号采集处理系统后面板

二、仪器配件

Pclab–530C 生物医学信号采集处理系统配备的常用信号输入和输出配件如下。

1. 信号输入配件

信号输入配件将生物医学信号（如生物电信号、张力信号等）直接或经转化后输入到系统里，显示在屏幕上。包括信号输入线、心电线、张力传感器等。

（1）信号输入线。

如图 A–3（a）所示，信号输入线的一端有 3 个夹子，颜色分别为红、黄、黑，其中黑色夹子经常用来接信号地，可与双针露丝电极相连（图 3-27）构成肌电引导电极，或与神经屏蔽盒相连（图 3-29）。另一端为五针航空插头，与系统面板上信号输入接口相匹配。这类插头，插入时需对准插槽，直插，如图 A-3（b）所示。

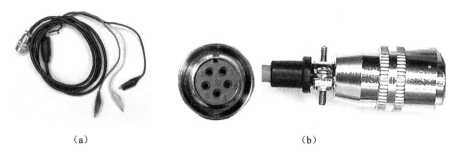

（a）　　　　　　　　　　　　　　　　（b）

图 A-3　信号输入线及其插头（见彩插）

（a）信号输入线；（b）航空插头（正面和侧面）

（2）心电线。

如图 A-4 所示，心电线的一端有 5 个夹子，颜色分别为红、黄、绿、黑、白，其用法见表 A-1；另一端为航空插头，与面板上的心电接口匹配，也是缺口对正，直插。心电信号占用系统软件数据显示窗的第三通道显示。

心电线可与大头针连用，构成心电引导电极。

表 A-1　心电线 5 个夹子用法及意义

夹子颜色	连接位置	意义
红	被试右手（或动物的右侧上肢）	肢体导联
黄	被试左手（或动物的左侧上肢）	肢体导联
绿	被试左脚（或动物的左侧下肢）	肢体导联
黑	被试右脚（或动物的右侧下肢）	右脚驱动
白	根据需要，连接于被测动物胸前任意区域	胸导

（3）张力传感器。

详见第一章第三节介绍。

2. 信号输出配件

信号输出配件根据需要将设备的电刺激信号输出到外界，可以加载到动物组织上，进行电刺激。包括刺激线等。

信号输出主要是刺激输出。系统配备了两个刺激输出端，分别为 10 V 和 100 V。一般小动物实验，用 10 V 端即可。配合软件界面刺激面板的选择，可以输出 0～5 V 或 0～10 V 的信号。详见"刺激器的设置与调整"部分。输出端是 BNC-Q9 接口，与之匹配的刺激线，一端是同型接口，接入时需旋转插入，另一端是红、黑两个夹子，输出刺激信号，如图 A-5 所示。使用时注意，这

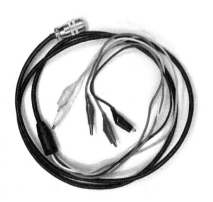

图 A-4　心电线（见彩插）

两个夹子不能相连，以免短路，烧毁设备。在进行生物样本实验时，要注意不要将红黑夹子或其所连其他金属浸入润湿样本用的液体中。

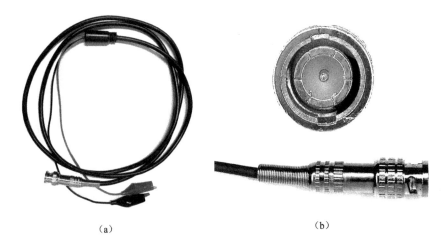

（a）　　　　　　　　　　　　　　　　（b）

图 A-5　刺激线及其插头（见彩插）

（a）刺激线；（b）插头（正面和侧面）

一般为使刺激信号能准确地加到生物组织特定部位，需要使用双针露丝电极或神经屏蔽盒和刺激线衔接。也有一种刺激线，末端不是夹子，是双针露丝电极，如图 A-6（c）所示。实验时可按需选择合适的配件。

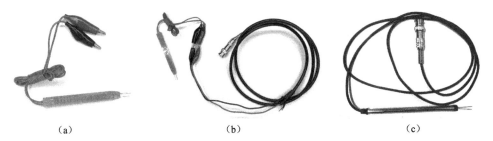

（a）　　　　　　　　　　（b）　　　　　　　　　　（c）

图 A-6　双针露丝电极及刺激线（见彩插）

（a）双针露丝电极；（b）双针露丝电极结合刺激线使用；（c）含电极的刺激线

注：双针露丝电极，既可与信号输入线联合使用作为引导电极，将生物组织产生的电信号输入生物信号采集处理系统（图 3-27），又可与刺激线连用，作为刺激电极，向生物组织施加电信号刺激。

三、系统软件使用

1. 进入系统界面

开机，在屏幕上单击 Pclab-530C 生物医学信号采集处理系统的图标，进入系统主界面（图 A-7）。界面自上而下分别为：

（1）标题栏。用于提示实验名称及显示"最小化""还原""关闭"按钮。

（2）菜单栏。用于按功能不同而分类选择的各种操作。

（3）工具栏。显示一些常用操作的快捷按钮。依次为新建实验模板、打开实验数据文件、所有实验数据保存、所录实验数据保存、所选实验数据保存、打印预览、采样、刺激、录选、锁定、联机设置、菜单管理、采样条件、标准配置、单点测量、区间测量、打开自动计算面板。

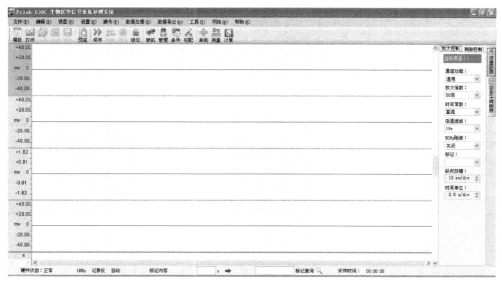

图 A-7　Pclab-530C 生物医学信号采集处理系统软件主界面

（4）数据显示窗。显示数据波形和控制面板、计算面板。4 个采样窗分别对应放大器的 4 个物理通道，用于采样时的波形显示、数据处理、标记、测量等功能，是主要的显示区域。

（5）状态栏。显示仪器状态、软件模式、采样时间以及进行波形数据搜索。

（6）控制面板。位于整个界面的最右侧，分为放大控制和刺激控制。放大控制可以针对当前通道进行输入信号的控制调节。刺激控制共分为 0～5 V、0～10 V、0～100 V 三挡，其中每一挡的输出电压的步长都不相同。共有 7 种不同的刺激方式，分别为单刺激、串刺激、周期刺激、自动幅度、自动间隔、自动波宽、自动频率。

2. 设置采样条件

执行"设置"菜单中的"采样条件"菜单项，弹出采样条件设置窗口（图 A-8）：该窗口中有 5 个下拉列表框，分别用来设置采样仪器、显示方式、触发方式、采样频率、通道个数。

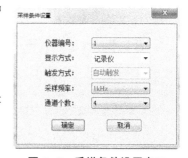

图 A-8　采样条件设置窗口

（1）显示方式。

显示方式有记录仪方式和示波器方式两种，可根据实验的需求来选择。

1）记录仪方式：用来记录变化较慢、频率较低的生物信号。如电生理实验中的血压、呼吸、张力、心电等。其扫描线的方向是从右向左，连续滚动，与传统仪器的二导记录仪相一致。它的采样频率从 20 Hz～50 kHz，11 挡可选。一般上述典型实验采样频率 1 kHz

左右。此时无触发方式选择。

2）示波器方式：用来记录变化快，频率高的生物信号。如电生理实验中的神经干动作电位、AP 传导速度、心室肌动作电位等。其扫描方向是从左向右，一屏一屏地记录，与传统的示波器相一致。它的采样频率从 1～200 kHz。

（2）触发方式。

有自动触发和刺激器触发，当使用记录仪方式显示时，此功能自动关闭（变成灰色）；若使用示波器方式，还可以进一步选择是自动触发还是刺激器触发，如果是刺激器触发，则启停由工具栏上的刺激按钮来控制，采样键变为灰色。

（3）采样频率。

可以根据实验做出选择，通常是变化快的选择采样频率高一些（如减压神经放电实验可以选择 10 kHz），变化慢的选择采样频率低一些（如血压、呼吸、张力等实验可以选择 1 kHz）。

（4）通道个数。

用来确定实验中使用通道的个数，选择 1 个通道，则是第一通道；选择 2 个通道，则是第一和第二通道；选择 3 个通道，则是第一、第二和第三通道；选择 4 个通道，则是全部的通道。

3. 选择通道功能

在控制面板的通道功能列表框中，为每个通道选择对应的实验类别，同时确定计算面板要计算的内容。目前可供选择的功能包括：通用、血压、心室内压、静脉压、张力、呼吸、神经放电、心肌细胞动作电位、AP 传导速度、肌电、诱发电位、温度、细胞放电、脑电、眼电、胃肠电、神经干动作电位、慢速电信号等。以张力功能为例，选择后，会弹出图 A-9 所示"张力类型选择"对话框。实验者可以根据实验内容选择张力类型，根据所用张力传感器选择量程。

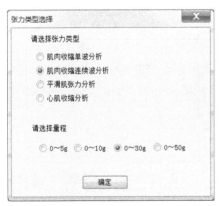

图 A-9 "张力类型选择"对话框

4. 调节参数

适当调节放大倍数、时间常数、低通滤波、陷波、纵向放缩、时间单位等参数。

（1）放大倍数：也称输入范围或增益，是对输入进去的生物信号进行放大。

（2）时间常数：有两重功能：一是用来控制交直流（即控制电信号与非电信号），非电信号（如血压、呼吸、张力等）时它是处于"直流"状态；二是在做电信号实验时它相当于高通滤波。

（3）高通滤波：是指高于某种频率的波形可以通过，时间与频率是倒数关系。

（4）低通滤波：是指低于所选频率的波形可以通过，适合于滤除含有某种固定频率的周期性干扰信号。

（5）50 Hz 陷波：是指当采样曲线中有干扰出现，并且这种干扰有一定频率的周期性，通常是指电源的干扰。

（6）纵向放缩：是指对当前通道的波形进行纵向拉伸、压缩。其与"放大倍数"是有区别的，它是对采样后的波形进行人为的放大、压缩，对生物信号本身没有真正的放大。

（7）时间单位：是指对当前通道的波形进行横向拉伸、压缩，同时也对当前走纸通道速度进行调节。

5. 刺激器的设置与调整

如果需要对生物组织施加电刺激，可以在刺激面板进行设置。

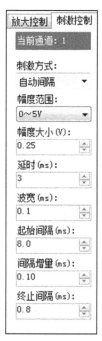

图 A-10　刺激面板

Pclab 系统内置程控刺激器，共分为 0～5 V、0～10 V、0～100 V 三挡；有 7 种不同的刺激方式：单刺激、串刺激、周期刺激、自动频率刺激、自动幅度刺激、自动波宽刺激、自动间隔刺激。

刺激器参数设置可以通过"设置"菜单下的"刺激器设置"菜单项来实现，也可以通过工具栏上的按钮在控制面板和刺激面板间进行切换，此时刺激面板（图 A-10）就会代替放大器控制面板出现在窗口右侧。

选择适当的刺激模式，调整相应的波宽、幅度、周期、延时、间隔等参数，然后单击工具栏上的"刺激"按钮即可发出所需刺激。

7 种刺激方式解释如下：

（1）单刺激：单击一次工具栏上的"刺激"按钮只发一个刺激脉冲，用于单次单脉冲的刺激方式。单刺激模式下可以设置的参数包括幅度、延时、波宽，其意义如图 A-11 所示。

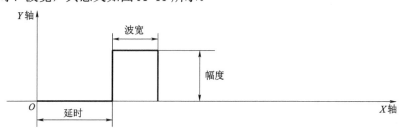

图 A-11　单刺激

（2）串刺激：刺激按钮每按下一次发出一串具有相同波宽和幅度的脉冲。串刺激模式下可以设置的参数包括幅度、波宽、主周期、脉冲个数，其意义如图 A-12 所示。

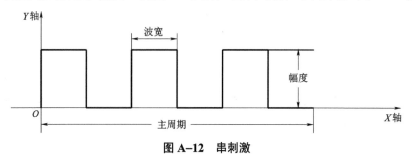

图 A-12　串刺激

（3）周期刺激：刺激波为周期性的串刺激。周期刺激模式下可以设置的参数除了串刺激所具有的幅度、波宽、主周期、脉冲个数，还包括延时、时间间隔和周期个数3个参数，其意义如图 A-13 所示。周期刺激每个周期开始都有延时。

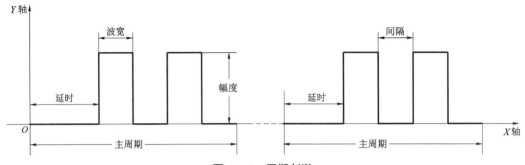

图 A-13　周期刺激

（4）自动频率刺激：相邻的刺激串的频率呈线性分布。自动频率刺激模式下可以设置的参数包括幅度、起始个数、个数增量、终止个数、波宽、串长、时间间隔，其意义如图 A-14 所示。

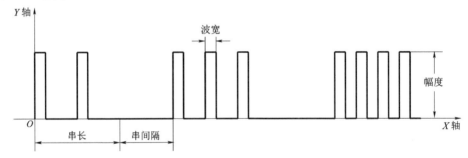

图 A-14　自动频率刺激

（5）自动幅度刺激：相邻的刺激脉冲的幅度呈线性分布。自动幅度刺激模式下可以设置的参数包括起始幅度、幅度增量、终止幅度、延时、波宽、时间间隔，其意义如图 A-15 所示。

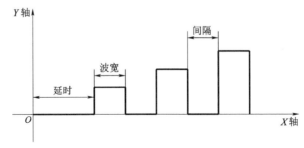

图 A-15　自动幅度刺激

（6）自动波宽刺激：相邻的刺激脉冲的波宽呈线性分布。自动波宽刺激模式下可以设置的参数包括幅度、延时、起始波宽、波宽增量、终止波宽、时间间隔，其意义如图 A-16 所示。

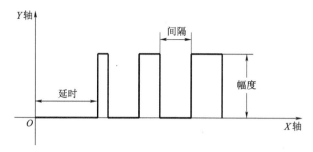

图 A-16　自动波宽刺激

（7）自动间隔刺激：相邻刺激脉冲的间隔呈线性分布。自动间隔刺激模式下可以设置的参数包括幅度、延时、波宽、起始间隔、间隔增量、终止间隔，其意义如图 A-17 所示。

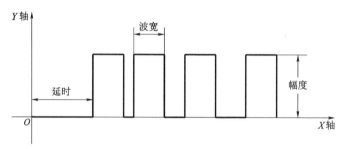

图 A-17　自动间隔刺激

注意：软件刺激面板不会同时显示全部 7 种刺激，与"采样条件"有关。

各种刺激的参数见表 A-2，通过对比分析各种刺激的意义，在实验时可以灵活选择所需刺激。

表 A-2　各种刺激类型可调参数表

刺激类型	幅度	延时	波宽	间隔	主周期	脉冲个数	周期个数	串长	串间隔
单刺激	●	●	●						
串刺激	●		●			●	●		
周期刺激	●	●	●	●	●	●	●		
自动频率刺激	●		●			自动		●	●
自动幅度刺激	自动	●	●	●					
自动波宽刺激	●	●	自动	●					
自动间隔刺激	●	●	●	自动					

注：其中"自动"指此量可设置"起始""增量"和"终止"值，程序会根据设置自动发放刺激。

6. 实验结果的存盘及打印输出

（1）数据保存。

系统对数据的保存分四种：一种是整个实验过程中的全部数据的保存；另一种是通过

记录保存；还有一种是对做完实验后的选择保存；最后是临时保存。下面分别予以介绍：

1）所有实验数据保存。

是指从开始波形采样就对整个实验过程中所采集的全部波形数据的保存。其目的是在实验结束后可再现实验过程。有两种方法可以进行这种保存：

A. 停止采样后，通过单击"文件"菜单中的"所有实验数据保存"菜单项来实现的。

B. 重新开始实验或关闭软件界面时，系统弹出"是否保存所有数据"对话框，用户确定保存后，只需要输入一个文件名即可，文件将被自动存放在 UserData 文件夹中以便用户集中管理。

2）所录实验数据保存。

其操作方法是当出现较好的波形后，按下工具栏上的"录选"按钮，从此刻开始的波形将会被记录起来，直到再次单击此按钮停止记录为止。当停止采样后，可通过工具栏上的"录存"按钮或"文件"菜单中的"所录实验数据保存"菜单项来保存所记录下来的文件，只需要输入文件名即可，文件将被自动存放在本系统安装后的 UserData 文件夹中以便用户集中管理。

3）所选实验数据保存。

是对做完实验后未及时通过记录保存，采取事后保存的一种方式。其操作方法是对采样后的波形进行涂选，然后单击工具栏的"选存"按钮，就会弹出一个对话框让输入文件名。接下去再涂选，单击"选存"就不会出现对话框，因为它是将后面涂选的波形与前面涂选的波形保存在同一个文件名下。

4）临时保存。

是为保证在任何情况下不丢失数据，只要启动采样（在所有情况下），系统自动在安装目录下的 UserData 子目录下生成一个临时文件，此文件将所有本次采集数据全部保留。

（2）打印输出。

用户可以先通过工具栏上的"预览"按钮或"文件"菜单中的"打印预览"菜单项来进行波形的预览，然后通过"文件"菜单中的"输出到 Word 打印"菜单项直接打印输出（也可以通过打印预览中的"打印"直接进行打印输出）。

三、实验参数配置参考

实验参数配置参考表 A–3。

表 A–3 实验参数配置表

实验名称	显示模式	采样频率	触发方式	通道号	通道功能	传感器	刺激参数刺激方式
刺激强度和腓肠肌反应的关系	记录仪	1 kHz	无	1	张力	张力传感器	单刺激
神经干动作电位及其传导速度测定	示波器	10 kHz	刺激触发	1	AP 传导速度	神经屏蔽盒	单刺激
				2	AP 传导速度		

续表

实验名称	显示模式	采样频率	触发方式	通道号	通道功能	传感器	刺激参数刺激方式
骨骼肌单收缩和强直收缩	记录仪	1 kHz	无	1	张力	张力传感器	单刺激自动频率
刺激强度与肌肉反应的关系	记录仪	1 kHz	无	1	张力	张力传感器	自动幅度
骨骼肌电活动与收缩的关系	记录仪	1 kHz	无	1	张力刺激	张力传感器	单刺激或主周期刺激
心室期前收缩与代偿间歇	记录仪	1 kHz	无	1	张力	张力传感器	单刺激
心肌不应期测定	示波器	10 kHz	刺激触发	3*	心电刺激	心电测量线	自动间隔
离体心脏灌流	记录仪	1 kHz	无	1	张力	张力传感器	串刺激
				3*	心电	心电测量线	
动物心电	记录仪	1 kHz	无	3*	心电	心电测量线	无
离体肠肌运动	记录仪	20 Hz	无	2	张力	张力传感器	无

注：以上仅供参考，实验时具体使用何种设置要进行记录，并在实验报告上列表说明。

* 心电显示在软件的第 3 通道；在硬件上，有些设备连接在第 3 通道，有些设备有独立的"心电"通道。

附录 B

实验动物：蟾蜍和青蛙

一、生物学特征

蟾蜍与青蛙均属于两栖纲，无尾目。前者属蟾蜍科，后者属蛙科。品种甚多，是脊椎动物由水生向陆生过渡的中间类型。本书用"蛙类"泛指蟾蜍科和蛙科中常被用于在生理解剖实验的动物，如牛蛙、蟾蜍。本书解剖操作的照片和录像均基于蟾蜍，但也适用于其他蛙类动物。

1. 蟾蜍

身体较大，皮肤粗糙，表面有许多突起，眼的后方有一对毒腺，所分泌的黏液为蟾酥。雌性背部突起上生有黑色小棘，雄性则无。白天隐居于石块、落叶下或洞穴内阴湿处，傍晚或夜间活动、觅食。以甲虫、蚊虫、蠕虫、多足类及软体动物为食。每年冬季潜伏在土壤中冬眠，春季出土。2～3 月间在水中产卵。卵结成带状，数目可达 6 000 余枚。卵子体外受精，受精后两周孵化。幼体形似小鱼，用鳃呼吸，有侧线，称蝌蚪。蝌蚪经 77～91 天变态发育为成体，转入陆地生活。蟾蜍的性成熟期为 4 年。

2. 青蛙

一般青蛙较小，皮肤光滑，背部有明显的侧褶，后肢有发达的蹼。雄蛙头部两侧各有一个鸣囊，是发声的共鸣器。前肢短，后肢长，适于跳跃。一般栖居于陆地，常活动于河边、水田、池塘的草丛中，以昆虫、蜘蛛、多足类等动物为食。青蛙 10 月以后于泥土中越冬，3 月中旬开始出现，4～6 月间产卵，受精后 3 天孵化，蝌蚪经 3～5 月变态发育为成体，转入陆地生活。

性别鉴定：蛙类性别的鉴定主要靠前肢 1～3 指侧部的黑疣，此为黑色的色素突起，雄性蟾蜍有此黑疣，雌性则无。此黑疣是在交配时，雄性用来拥抱雌性的。此外，雄性有鸣囊，可鸣叫，雌性则无。另外，把动物提起时，前肢做环抱状者为雄性，前肢呈垂直状者为雌性。

二、主要用途

蛙类虽然较为低等，但在生理学实验中应用非常广泛。其循环系统、神经系统以及肌肉均为生理学常用的实验材料。诸如离体心脏灌流、下肢血管灌流、微循环的观察、心电图、脊髓休克、脊髓反射、反射弧的分析实验以及坐骨神经–腓肠肌、坐骨神经–缝匠肌、腹直肌等均为生理学的重要实验标本。

三、主要生理学数据

现以蟾蜍为例加以说明。

血容量：占体重 5%。

心率：36～70 次/min。

血压：30～60 mmHg（颈动脉弓）。

红细胞：487 万/mm³（400 万～600 万/mm³）。

血红蛋白：8 g/100ml 血液。

红细胞脆性：0.13% NaCl。

红细胞相对密度：1.090。

血小板：$3×10^3～5×10^3$/mm³。

凝血时间：5 min。

白细胞：$2.4×10^3$/mm³。

血液相对密度：1.040。

血浆相对密度：1.029～1.034。

四、解剖构造

蛙类的主要解剖构造如图 B–1～图 B–9 所示。

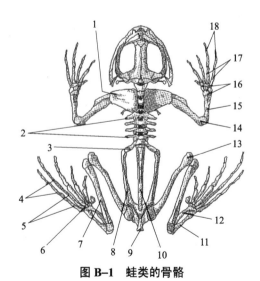

图 B–1 蛙类的骨骼

1—上肩胛骨；2—椎骨；3—骶骨；4—趾骨；5—距骨；6—跗骨；7—胫腓骨；

8—髂骨；9—坐骨；10—尾杆骨；11—跟骨；12—距骨；13—股骨；

14—肱骨；15—桡尺骨；16—腕骨；17—掌骨；18—指骨

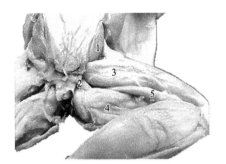

图 B-2　蛙类大腿肌肉背面观

1—臀肌；2—梨状肌；3—股三头肌；

4—半膜肌；5—股二头肌

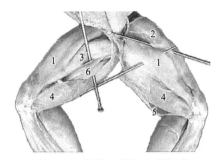

图 B-3　蛙类大腿肌肉腹面观

1—缝匠肌；2—内收长肌；3—内收大肌；

4—主股薄肌；5—副股薄肌；6—半腱肌

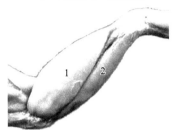

图 B-4　蛙类胫骨肌肉背面观

1—腓肠肌；2—腓骨肌肉（Peroneus）

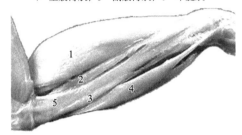

图 B-5　蛙类胫骨肌肉腹面观

1—腓肠肌；2—胫骨深肌（Tibialis posticus）；

3—小腿伸肌；4—长前胫肌；5—胫腓骨

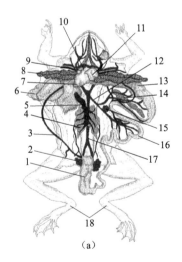

(a)

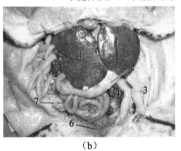

(b)

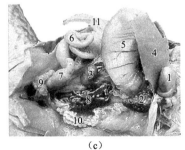

(c)

图 B-6　蛙类的内脏（见彩插）

（a）蛙类的主要器官示意图；（b）蛙类的解剖照片；（c）雌性蛙类的内脏标本

（a）1—结肠；2—膀胱；3—腹部静脉；4—肾；5—腔静脉；6—肝；7—心室；8—肺；

9—右心房；10—动脉干；11—左心房；12—腹腔系膜动脉；13—胃；14—胰；15—脾；16—小肠；17—背大动脉

（b）1—肝；2—胃；3—脂肪体；4—卵；5—回肠；6—膀胱；7—输卵管

（c）1—心脏（心室）；2—肺；3—脾；4—肝；5—胃；6—小肠；7—大肠；8—肾；

9—膀胱；10—输卵管；11—脂肪体

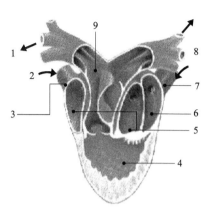

图 B-7 蛙类心脏结构示意图（见彩插）

1，8—富氧血；2—贫氧血；3—来自身体的静脉；

4—心室；5—右心房；6—左心房；

7—来自肺部的静脉；9—动脉

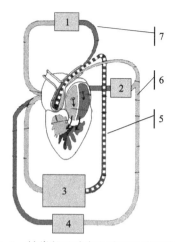

图 B-8 蛙类的 3 腔室血液循环系统（见彩插）

1—头；2—肺；3—身体其他部位；4—皮肤；5—混合血；

6—静脉血；7—动脉血

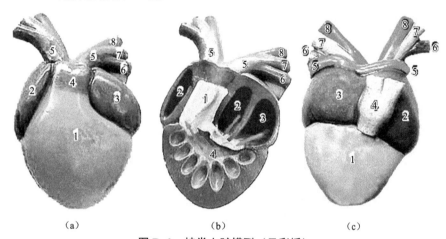

（a） （b） （c）

图 B-9 蛙类心脏模型（见彩插）

（a）腹面观；（b）内部剖视图；（c）背面观

（a）1—心室；2—右心房；3—左心房；4—动脉圆锥；5—动脉干；6—肺皮动脉弓；7—体动脉弓；8—颈动脉弓；

（b）1—螺旋瓣；2—右心房；3—左心房；4—心室；5—动脉干；6—肺皮动脉弓；7—体动脉弓；8—颈动脉弓；

（c）1—心室；2—右心房；3—左心房；4—静脉窦；5—肺静脉；6—肺皮动脉弓；7—体动脉弓；8—颈动脉弓

参考文献

[1] 黄正一，蒋正揆. 动物学实验方法 [M]. 上海：上海科学技术出版社，1984.

[2] 黄正一. 两栖类和爬行类 [M]. 上海：上海教育出版社，1986.

附录 C
血压计使用方法

一、使用方法

1. 测量前的准备

（1）将血压计安放在相对水平的桌面上，打开血压计上盖和贮汞瓶开关（自动开关的血压计在上盖打开时，贮汞瓶开关即自动打开）。

（2）检查汞的零位：汞水平面应处于玻璃示值管的零位。误差不得超过±0.2 kPa（±1.5 mmHg）。

（3）被测量者舒适地坐在桌旁，将手臂安放在桌面，自然外展 45°，并将手臂裸至肩胛部。如衣物过厚过紧，则应脱掉外衣。

（4）将血压计臂带展平，使气袋中部对着肱动脉，将听诊器探头安放在肘部肱动脉上，可缚紧血压计臂带，臂带不可缚得过紧或过松，一般以可插入两指为宜。

（5）调整手臂套高度使之与心脏位置相对水平；高度不够可在手臂下加软垫。

2. 测量血压

（1）拧紧橡胶球气阀帽，缓慢挤压橡胶球向臂袋内打气，并注意用听诊器监听。

（2）加压至肱动脉动音消失时，继续将压力再升高 2.5～4 kPa（20～30 mmHg）后停止打气。

（3）加压停止后，拧松胶球气阀帽，以每秒 0.5 kPa（3～4 mmHg）的速度缓缓放出臂袋中的空气，使汞柱缓慢下降。

（4）注意监听，在下降过程中，当通过听诊器听到第一个清晰的心脏搏动音时，汞柱在玻璃示值管所反映的压力值，即为收缩压。

（5）汞柱继续下降，听诊器内传来的心脏搏动音在逐渐增强后转为柔和杂音，随即音调突然变闷，之后消失，此时汞柱在玻璃示值管所反映的压力值，即为舒张压。

（6）测量血压一般应重复测量 2～3 次，将所测得的血压值进行平均计算后可作为血压予以记录。

（7）血压测量完毕，应将血压计向贮汞瓶一侧倾斜 45°，待汞完全流回贮汞瓶后，再关闭贮汞瓶开关，将血压计上盖合上，测量结束。

（8）贮汞瓶带自动开关的，在血压测量完毕后，必须待汞完全回落到贮汞瓶内后，再将血压计上盖合上，测量结束。

二、注意及保养事项

（1）使用前，应首先检查血压计各部位有无损坏；

（2）使用时血压计安置应平稳牢固，避免倾倒及受外力冲撞，造成意外；

（3）使用血压计进行血压测量时，切不可加压超过 285 mmHg，以防止汞从玻璃示值管中溢出；

（4）血压测量完毕后，一定要将血压计向贮汞瓶一侧倾斜 45°，待汞完全流回贮汞瓶后，再关闭贮汞瓶开关，将血压计上盖合上。带自动开关的，在血压测量完毕后，必须要待汞完全回落到贮汞瓶内后，再将血压计上盖合上以避免汞不慎流出。

（5）血压计在贮存前应用软布及中性清洁剂擦拭干净，并置于干燥处贮藏。

（6）使用完毕后收藏时，勿将橡胶管折叠太久，或将臂带折成小块，或在高温下烘烤，以免橡胶过早老化开裂，缩短使用期限。

（7）血压计橡胶球连气阀必须安放在盒内靠右边空间，防止不慎压破玻璃示值管。

三、正常血压参考值

表 C–1 为中国人平均正常血压参考值。

表 C–1　中国人平均正常血压参考值　　　　　　　　　mmHg

年龄	收缩压（男）	舒张压（男）	收缩压（女）	舒张压（女）
16～20	115	73	110	70
21～25	115	73	110	71
26～30	115	75	112	73
31～35	117	76	114	74
36～40	120	80	116	77
41～45	124	81	122	78
46～50	128	82	128	79
51～55	134	84	134	80
56～60	137	84	139	82
61～65	140	86	140	83

附录 D
示波法测量血压

示波法：上电后，电机匀速向袖带内充气，与袖带相连的压力传感器输出压力信号，经频带为 2.2～10 Hz 的滤波器，得到脉搏振荡波。将脉搏振荡波经过预处理后，提取峰值，用高斯拟合的方法获取振荡波包络，包络峰值对应平均压。高斯拟合：高斯函数为 $y = a \cdot \exp^{\left[-\frac{(x-b)^2}{c^2}\right]}$，将 (x, y) 代入峰值点坐标，用最小二乘法求出参数 a、b、c 的值。

在示波法血压测量中，平均压为脉搏波包络拟合曲线的最高点对应的袖带静压力值。收缩压和舒张压可以用比例关系法求得。将脉搏波幅值与脉搏波包络线最大值相比较并作归一化处理来判别收缩压和舒张压。在归一化准则图上（图 D-1），收缩压对应的脉搏波幅值为 $A(S)$，平均压对应的脉搏波幅值为 $A(M)$，舒张压对应的脉搏波幅值为 $A(D)$。Ks、Kd 分别为收缩压、舒张压归一化系数。关系为

$$Ks=A(S)/A(M)，Kd=A(D)/A(M)$$

充气时测量脉搏波的例子如图 D-2 所示。之后采用比例关系法得到收缩压 $P(S)$、舒张压 $P(D)$。Ks、Kd 根据文献取 0.52、0.7。

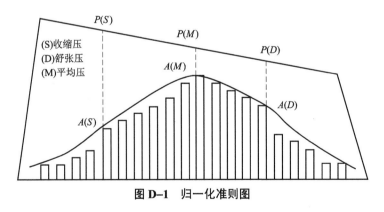

图 D-1 归一化准则图

图中 $P(S)$、$P(M)$、$P(D)$ 所在直线为放气时袖袋的理想压力曲线（忽略了噪声）。$A(S)$、$A(M)$ 和 $A(D)$ 所在曲线为脉搏振荡波包络。求解收缩压 $P(S)$ 和舒张压 $P(D)$ 的步骤如下：

（1）在拟合得到的脉搏振荡波包络上找到最大值 A(M)；

（2）根据已知的 Ks、Kd 求得 $A(S)$、$A(D)$；

（3）在包络曲线上找到 $A(S)$、$A(D)$ 的位置；

（4）过 $A(S)$、$A(D)$ 垂直于横坐标画线，与袖袋理想压力曲线交点即为 $P(S)$、$P(D)$。

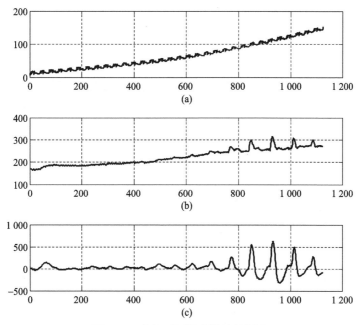

图 D-2　充气时测量脉搏波的例子

（a）袖袋压力值（含噪声）；（b）脉搏振荡波；（c）去掉基线的脉搏振荡波

可在图上作图画出包络，求得平均压和收缩压、舒张压。

参考文献

［1］彭诗瑶. 基于示波法的高精度血压测量系统设计［D］. 长沙：湖南大学，2014.

［2］苏帅. 便携式多参数智能医疗系统的设计［D］. 北京：北京理工大学，2016.

［3］Wendy van Moer, Lieve Lauwers, Danny Schoors, et al. Linearizing oscillometric blood-Pressure measurements: (Non) sense? [J]. IEEE Transactions on Instrumentation and Measurement, 2011, 60(4): 1267–1275.

附录 E

TSAH-100 近红外组织血氧参数无损监测仪

一、仪器结构

血氧仪结构如图 E-1 所示。

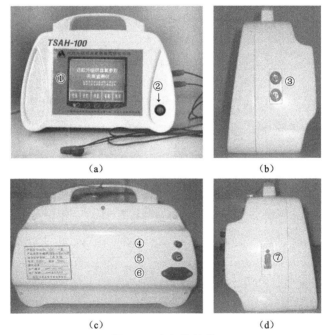

（a）

（b）

（c）

（d）

图 E-1　血氧仪结构

（a）正面图；（b）右侧面图；（c）背面图；（d）左侧面图

①—液晶显示屏；②—仪器开关；③—传感器接口；④—地线接线柱；⑤—保险丝；⑥—电源线插口；⑦—串行接口

二、仪器安装说明

每个传感器导线的一端都有两个插头，分别为白色和灰色，使用时将它们分别插进仪器右侧面与其颜色相同的插口中。

用电源线将仪器电源线插口与 220 V 电源相连接。

三、仪器测量操作说明

打开主机上的电源开关，仪器显示主界面，如图 E-2 所示。

主界面上选择"测量"即进入测量选择界面，如图 E-3 所示。

在测量选择界面上选择"1"，即进入测量界面，如图 E-4 所示。

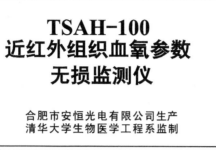

图 E-2　主界面示意图

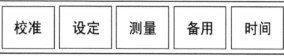

图 E-3　测量选择界面示意图

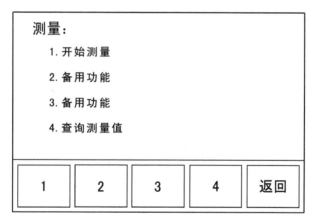

图 E-4　测量界面示意图

此时仪器首先根据被测组织自动调整发光强度，使接收到的光强信号处于最佳测量范围。然后即开始测量，此时屏幕上共 3 条曲线，从上到下分别对应 Hb 浓度相对其初始值的变化量（ΔC_{Hb}），HbO_2 浓度相对其初始值的变化量（ΔC_{HbO_2}），以及 TOI（即 rSO_2，局部组织中的氧饱和度）的绝对量。ΔHb 和 ΔHbO_2 曲线纵坐标的范围为 $-30\sim30$ μmol/L，每一小格表示 6 μmol/L；TOI 曲线纵坐标的范围为 $0\sim100\%$，每一小格表示 10%。上述 3 条曲线横坐标上每一大格表示 60 点，每点代表一个刷新周期，如果刷新周期为 2（s），则每一大格表示 120 s。TOI 的数值在屏幕右上方以大字体实时显示，便于用户观察记录。

测量界面中，屏幕下方有左右两个方框，每个方框内有两行数据。左方框内的第一行表示 ΔC_{Hb}（单位是 mmol/L），第二行表示接收器接收到的光强值（对应 760 nm 的发光波长）；右方框内的第一行表示 ΔC_{HbO_2}（单位是 mmol/L），第二行表示接收器接收到的光强值（对应 850 nm 的发光波长）。如果上述两个光强值中任何一个超过 3 500，则说明入射光太强，应当停止测量，进入设定界面，减小"出射光强"设定值（减小 200～400 即可），然后重新开始测量；如果上述两个光强值中任何一个低于 500，则说明入射光太弱，应当停止测量，进入设定界面，增大"出射光强"设定值（增大 200～400 即可），然后重新开始测量。

测量结束，选中测量界面上的"返回"即可退出测量。

四、检测参数

检测参数如表 E-1 所示。

表 E-1　检测参数

参数	含　义
TOI	即 rSO_2，局部组织中的氧饱和度
ΔC_{Hb}	局部组织中脱氧血红蛋白的浓度变化量
ΔC_{HbO_2}	局部组织中氧合血红蛋白的浓度变化量

五、性能指标

性能指标如表 E-2 所示。

表 E-2　性能指标

项　　目	性能指标
有效测量范围	TOI：$20\%\sim90\%$ ΔC_{Hb}：$-30\sim30$ μmol/L ΔC_{HbO_2}：$-30\sim30$ μmol/L
数据显示方式	分辨率为 320×240 的液晶显示屏
显示界面的操作方式	触摸型按键
数据存储容量	32 Mb

续表

数据采样间隔	可选为 1.5 s，2 s，5 s，10 s，20 s，30 s，60 s 或 2 min，一般设定为 2 s
可存储的文件数目	8 个文件
每个文件的最大长度	如果数据采样间隔为 2 s，则每个文件最多可保存 8 h 的测量数据；即：一个文件可保存数据的最长时间/数据采样间隔=4 h/s
数据通信方式	RS232 串行口
发光管平均辐射功率	小于 1 mW
工作环境温度	10～30℃
工作环境湿度	45%～75%
工作环境大气压力	86.0～106.0 kPa
电源	工频交流电源，电压 220 V±10%，频率（50±1）Hz
外形尺寸	315 mm×240 mm×150 mm
净重	3.5 kg

六、主要应用领域

该仪器用于药物疗效评定、高原医学、新生儿和胎儿的脑氧监护、骨骼肌运动功能评定、心脏手术患者及危重病人的脑氧监护、组织移植后的血运监测等。

附录 F

体表心电图（Electrocardiogram，ECG）

心电图心脏在每个心动周期中，由起搏点、心房、心室相继兴奋，伴随着生物电的变化，通过心电描记器从体表引出多种形式的心脏电变化曲线即为临床常规心电图。心电图反映心脏兴奋的发生、传播及恢复过程中的生物电变化。下图反映了心脏不同区域的电活动特点及其先后顺序。这些电活动的总和为 ECG。

心电图源自心肌细胞的生物电变化，但是与单个心肌细胞的生物电变化曲线有明显的区别。单个心肌细胞的电变化是用细胞内电极记录方法得到的，记录同一细胞膜内外的电位差的变化；心电图的记录属于细胞外记录法。ECG 反映一次心动周期中整个心脏的生物电变化，是许多处于不同状态的心肌细胞电活动的综合效应在体表的反映。ECG 在体表间接记录心脏的电变化，所以电极位置会影响心电图曲线。

动物机体组织和体液都能导电，将 ECG 记录电极放在体表的任何两个非等电部位，都可记录出心电变化的曲线，这种测量方法叫作双极导联，所测的电位变化是体表被测两点的电位变化的代数和。如果设法使两个测量电极之一（通常是和放大器负端相连的极）的电位始终保持零电位，就成为所谓的"参考电极"，而另一个测量电极则放在体表某一测量点，作为"探查电极"，这种测量方法叫作单极导联。临床上广泛应用标准十二导联系统，分别记为 Ⅰ、Ⅱ、Ⅲ、aVR、aVL、aVF、$V_1 \sim V_6$。

1. Ⅰ、Ⅱ、Ⅲ 导联

Ⅰ、Ⅱ、Ⅲ 导联又称标准肢体导联，属双极导联，拾取体表心电在两肢体间的电位差。Einthoven 三角学说假设：人体左、右肩及臀部形成等边三角形三顶点（图 F-1），心脏产生的电流均匀地传播于体腔，四肢只做无衰减的传导；心脏位于等边三角形的中心；体腔是均匀导电且足够大的球形容积导体。电极连接方法是：Ⅰ 导联，右臂（-），左臂（+）；Ⅱ 导联，右臂（-），左足（+）；Ⅲ 导联，左臂（-），左足（+）。

在 3 个肢体上各串一只 5 kΩ 的电阻，使 3 个肢端与心脏间的电阻数值接近，把它们连接起来获得一个接近零的电极电位端，称 Wilson 中心电端。把放大器的负输入端接到中心电端，正输入端分别接到左上肢 L、右上肢 R 和左下肢 F，就构成了单极肢体导联。

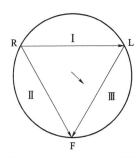

图 F-1　Einthoven 三角形

单极肢体导联因 5 kΩ 电阻的存在而减弱了信号强度。将探查电极放在标准导联的任一肢体上，而将其余二肢体上的引导电极分别与 5 kΩ 电阻串联在一起作为参考电极。这种导联记录出的心电图电压比单极肢体导联的电压增加 50% 左右，故名加压单极肢导联。根据探查电极放置的位置命名，如探查电极在右臂，即为加压单极右上肢导联（aVR），在左臂则为加压单极左上肢导联（aVL），在左腿则为加压单极左下肢导联（aVF）。

2. 单极胸前导联

将一个测量电极固定为零电位（中心电端法），把中心电端和放大器的负端相连，成为参考电极。另一个电极从前胸壁上提取心电信号，连接放大器正输入端。探查电极离心脏很近，可获得较大振幅的心电波形。通常单极胸前导联有 6 组，电极的位置如图 F–2 所示，V_1，胸骨右缘第 4 肋间；V_2，胸骨左缘第 4 肋间；V_3，在 V_2 与 V_4 连线的中点；V_4，左锁骨中线（mid-clavicular line）第 5 肋间；V_5，左腋前线与 V_4 同一水平，或 V_4 与 V_6 连线中点；V_6，左腋中线（mid-axillary line）与 V_4 同一水平。

图 F–3 显示了不同导联在人体互相垂直的三个平面：额面（frontal plane）、侧面（sagittal plane）、水平面（transverse plane）上的投影。在额面，6 个肢体导联（其中 aVR 取其反向）彼此间隔 30°。而在横断面上，6 个单极胸前导联也彼此间隔 30°。由这些心电图可以测定心电向量的位置。

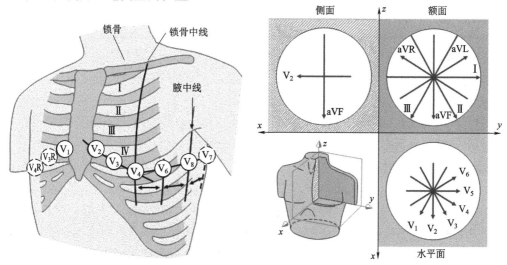

图 F–2 单极胸前导联　　图 F–3 心电向量在各个解剖平面上的投影

3. 典型心电图各波及其时程

用标准导联引出的心电图各波，由荷兰生理学家 W. Einthoven 命名 P、Q、R、S、T 波，U 波是以后发现命名的，如图 F–4 所示。

（1）P 波。心脏的兴奋发源于窦房结，最先传至心房，故心电图各波中最先出现的是代表左右两心房兴奋过程的 P 波。兴奋在向两心房传播过程中，其心电去极化的综合向量先指向左下肢，然后逐渐转向左上肢。如将各瞬间心房去极的综合向量连接起来，便形成一个代表心房去极的空间向量环，简称 P 环。P 环在各导联轴上的投影即得出各导联上不同的 P 波。P 波形小而圆钝，随各导联而稍有不同。P 波的宽度一般不超过 0.11 s，电压（高度）不超过 0.25 mV。

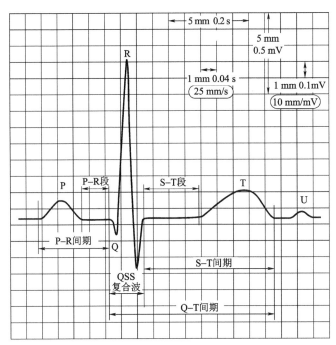

图 F–4　典型心电图

（2）P–R 段（P–R segment）。P–R 段是从 P 波终点到 QRS 波起点之间的曲线，通常与基线同一水平。P–R 段由电活动经房室交界传向心室所产生的电位变化极弱，在体表难于记录出。

（3）P–R 间期（P–R interval）。P–R 间期是从 P 波起点到 QRS 波群起点的时间距离，代表心房开始兴奋到心室开始兴奋所需的时间，一般成人为 0.12～0.20 s，小儿稍短。超过 0.21 s 为房室传导时间延长。

（4）QRS 复合波（QRS interval）。QRS 复合波代表两个心室兴奋传播过程的电位变化。由窦房结发生的兴奋波经传导系统首先到达室间隔的左侧面，以后按一定路线和方向，并由内层向外层依次传播。随着心室各部位先后去极化形成多个瞬间综合心电向量，在额面的导联轴上的投影，便是心电图肢体导联的 QRS 复合波。典型的 QRS 复合波包括三个相连的波动。第一个向下的波为 Q 波，继 Q 波后一个狭高向上的波为 R 波，与 R 波相连接的又一个向下的波为 S 波。由于这三个波紧密相连且总时间不超过 0.10 s，故合称 QRS 复合波。QRS 复合波所占时间代表心室肌兴奋传播所需时间，正常人在 0.06～0.10 s 之间。

（5）S–T 段（S–T interval）。ST 段是由 QRS 波群结束到 T 波开始的平线，反映心室各部均在兴奋而处于去极化状态，故无电位差。正常时接近于等电位线，向下偏移不应超过 0.05 mV，向上偏移在肢体导联不应超过 0.1 mV，在单极心前导联中 V_1、V_2、V_3 中可达 0.2～0.3 mV；V_4、V_5 导联中很少高于 0.1 mV。任何正常心前导联中，S–T 段下降不应低于 0.05 mV。偏高或降低超出上述范围，便属异常心电图。

（6）T 波。T 波是继 QRS 波群后的一个波幅较低而波宽较长的电波，反映心室兴奋后再极化过程。心室再极化的顺序与去极化过程相反，它缓慢地从外层向内层进行，在外层已去极化部分的负电位首先恢复到静息时的正电位，使外层为正，内层为负，因此与去极化时向量的方向基本相同。连接心室复极各瞬间向量所形成的轨迹，就是心室再极化心电向量环，简称 T 环。T 环的投影即为 T 波。再极化过程同心肌代谢有关，因而较去极化过程缓慢，占时较长。T 波与 S–T 段同样具有重要的诊断意义。

（7）U 波。U 波是在 T 波后 0.02～0.04 s 出现宽而低的波，波高多在 0.05 mV 以下，波宽约 0.20 s。一般认为可能由心舒张时各部产生的负后电位形成，也有人认为是浦肯野氏纤维再极化的结果。血钾不足、甲状腺功能亢进和强心药洋地黄等都会使 U 波加大。

4. 意义及应用

心电图是反映心脏兴奋的电活动过程，它对心脏基本功能及其病理研究方面，具有重要的参考价值。心电图可以分析与鉴别各种心律失常，也可以反映心肌受损的程度和发展过程和心房、心室的功能结构情况。在指导心脏手术进行及指示必要的药物处理上有参考价值。然而，心电图并非检查心脏功能状态必不可少的指标。因为有时貌似正常的心电图不一定证明心功能正常；相反，心肌的损伤和功能的缺陷并不总能显示出心电图的任何变化。所以心电图的检查必须结合多种指标和临床资料，进行全面综合分析，才能对心脏的功能结构做出正确的判断。此外，心电图还经常用于其他生理信号测量的参照信号。

参 考 文 献

[1] 邴杰，孙颖郁，孙秀英，等. 高校本科人体解剖生理学实验教学改革研究 [J]. 中国现代教育装备，2012，139（3）：87–90.

[2] 何志勇，谢莺，尹世金，等. 人体解剖生理学实验的管理浅析 [J]. 高校实验室工作研究，2011，110（4）：89–90.

[3] 张自强，刘玉梅，朱学敏，等. 动物解剖学实验的生物安全思考与建议 [J]. 高校实验室工作研究，2015，36（4）：79–80.

[4] 中国红十字总会. 救护师资教材（二）心肺复苏与创伤救护 [M]. 北京：人民卫生出版社，2015.

[5] 解景田，刘燕强，崔庚寅. 生理学实验 [M]. 4版. 北京：高等教育出版社，2016.

[6] 李宁. 现代医疗仪器设备与维护管理 [M]. 北京：高等教育出版社，2009.

[7] 胡还忠，牟阳灵. 医学机能学实验教程 [M]. 4版. 北京：科学出版社，2016.

[8] 陆源，孙霞，饶芳. 机能学实验教程 [M]. 3版. 北京：科学出版社，2016.

[9] 金春华. 机能实验学 [M]. 北京：科学出版社，2006.

[10] 郝刚，李效义. 医学机能学实验教程 [M]. 北京：北京医科大学出版社，2007.

[11] 孙艺平. 医学机能实验学习题精解 [M]. 北京：科学出版社，2015.

[12] 周岐新. 人体机能学实验 [M]. 2版. 北京：科学出版社，2013.

[13] 崔庚寅，解景田. 生理学实验释疑解难 [M]. 北京：科学出版社，2007.

[14] 黄正一，蒋正揆. 动物学实验方法 [M]. 上海：上海科学技术出版社，1984.

[15] 黄正一. 两栖类和爬行类 [M]. 上海：上海教育出版社，1986.

第二章 彩 图

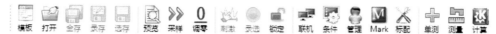

图 2-1 工具栏

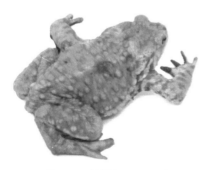

图 2-2 采样条件设置窗口

第三章 彩 图

图 3-1 蟾蜍的外形观察

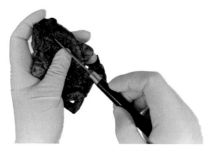

图 3-2 捣毁脑组织

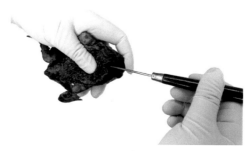

图 3-3 捣毁脊髓

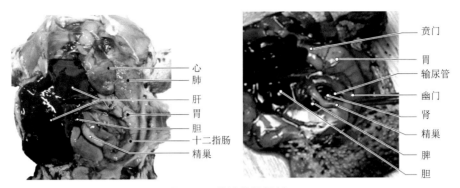

心
肺
肝
胃
胆
十二指肠
精巢

贲门
胃
输尿管
幽门
肾
精巢
脾
胆

图 3-4　雄性蟾蜍解剖

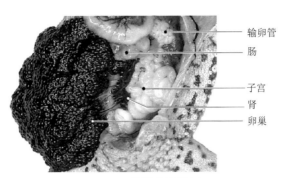

输卵管
肠
子宫
肾
卵巢

图 3-5　雌性蟾蜍解剖

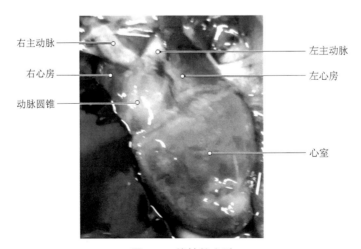

右主动脉
右心房
动脉圆锥
左主动脉
左心房
心室

图 3-6　蟾蜍的心脏

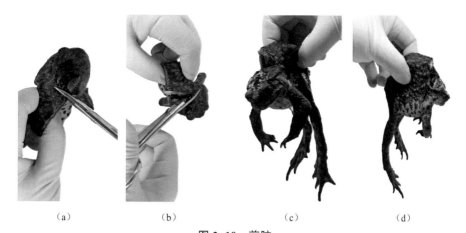

图 3–10　剪脑

（a）用金冠剪横向将蟾蜍耳后腺后缘水平位的脊柱剪断；（b）侧面观；（c）剪脑后正面观；（d）剪脑后侧面观

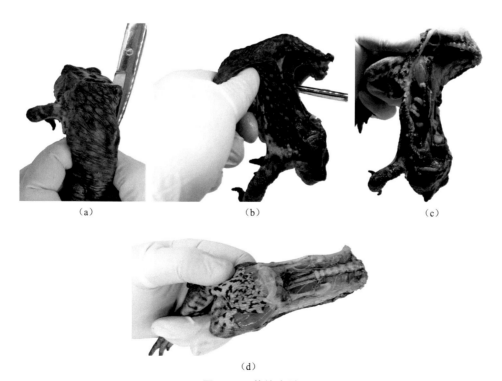

图 3–11　剪掉内脏

（a）用大剪刀剪开脊柱两侧的皮肤；（b）进一步剪开；（c）去掉倒垂下来的躯干的上部和内脏；（d）去掉内脏后的标本

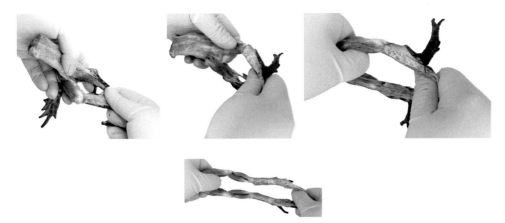

图 3-12　撕剥皮肤

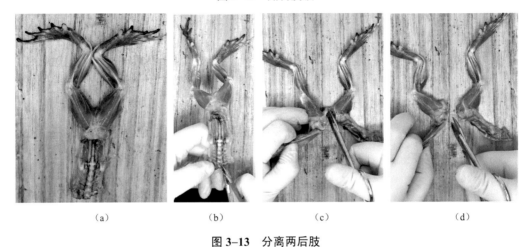

（a）　　　　　　　（b）　　　　　　　（c）　　　　　　　（d）

图 3-13　分离两后肢

（a）剥皮后的标本；（b）用金冠剪纵向剪开脊柱；

（c）沿着两后肢相连的肌肉组织和耻骨联合中线剪开；（d）两后肢完全分离

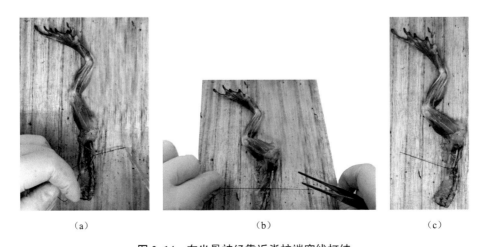

（a）　　　　　　　　　　（b）　　　　　　　　　　（c）

图 3-14　在坐骨神经靠近脊柱端穿线打结

（a）用玻璃分针将线从神经下拉过；（b）打结；（c）打结后的标本

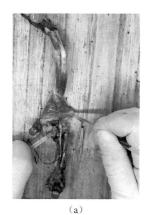 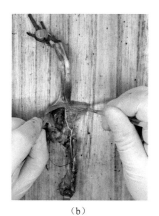

（a） （b）

图 3–15 将标本固定在蛙板上，用玻璃分针从上到下分离开大腿肌肉，露出坐骨神经

（a）分离肌肉；（b）进一步分离

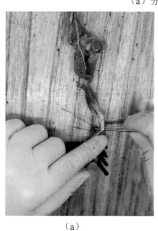 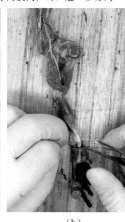 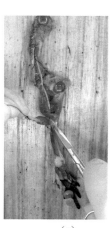

（a） （b） （c）

图 3–16 游离腓肠肌

（a）倒转蛙板，在腓肠肌肌腱端下方穿线；（b）在腓肠肌肌腱近足端打结；

（c）拎起线头，剪断肌腱近足端，继续提起线头用眼科剪游离腓肠肌至腘窝处

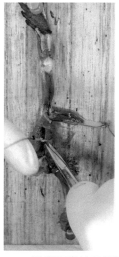

图 3–17 游离腘窝处坐骨神经

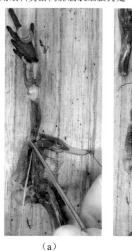

（a） （b）

图 3–18 在腘窝下方剪断胫骨

（a）剪断胫骨；（b）剪断后胫骨的标本

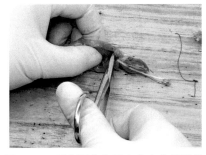

图 3-19　用金冠剪在腘窝上方剪断股骨

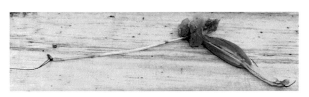

图 3-20　制备好的坐骨神经-腓肠肌标本

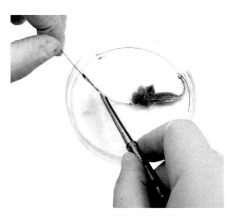

图 3-21　检验标本的兴奋性

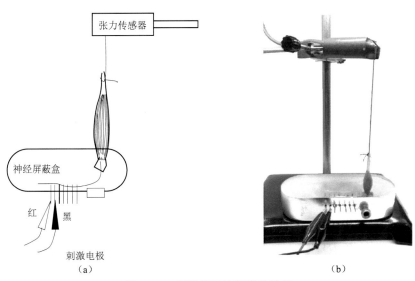

（a）
（b）

图 3-22　刺激坐骨神经实验装置

（a）示意图；（b）实物图

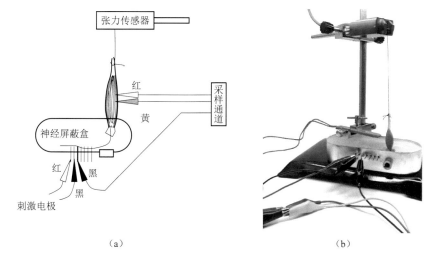

图 3-27　骨骼肌肌电与肌肉收缩测量装置

（a）示意图；（b）实物照片

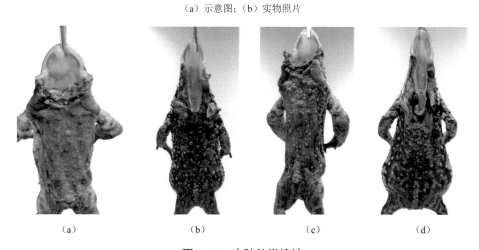

图 3-33　去脑的脊蟾蜍

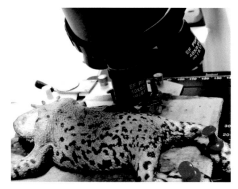

图 3-34　蟾蜍肠系膜血液循环观察

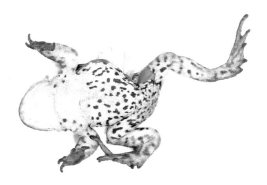

图 3-35　观察蟾蜍膀胱血液循环

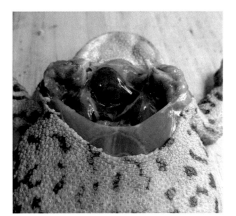

图 3-36　暴露蟾蜍心脏

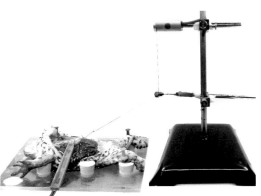

图 3-38　蛙心搏曲线记录装置

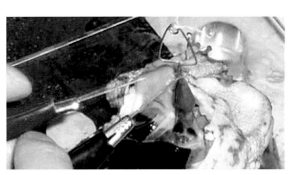

图 3-40　蛙类心室的期外收缩与代偿间歇实验装置

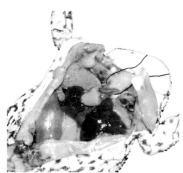

图 3-43　预留结扎线位置

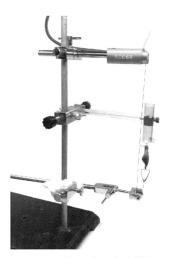

图 3-44　蛙心灌流实验装置图

第五章 彩 图

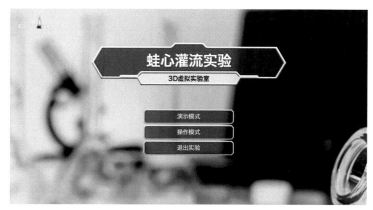

图 5-1 软件主界面

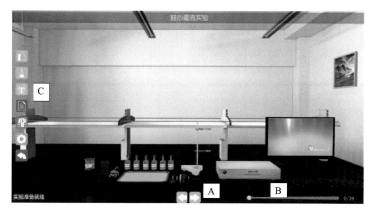

图 5-2 演示模式界面

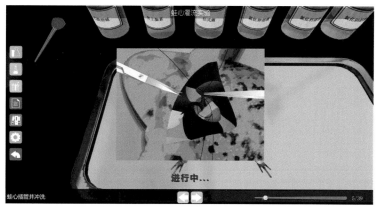

图 5-3 实验截图

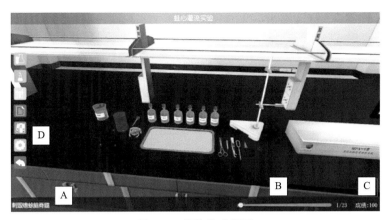

图 5-4　操作模式界面

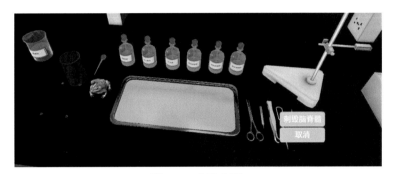

图 5-5　实验步骤

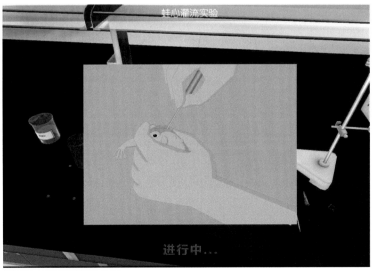

图 5-6　操作动画

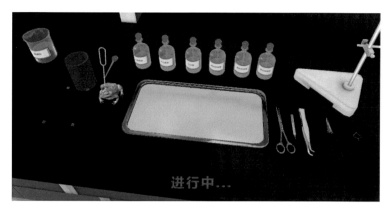

图 5–7　等待界面

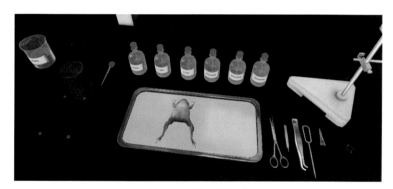

图 5–8　第一步完成

附录 A　彩　　图

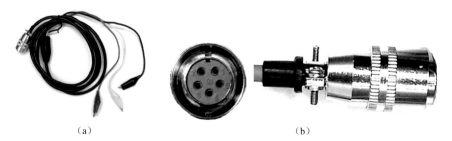

（a）　　　　　　　　　　　　　　　　　（b）

图 A–3　信号输入线及其插头

（a）信号输入线；（b）航空插头（正面和侧面）

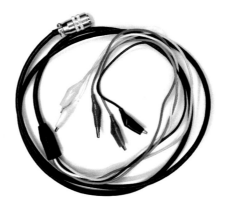

图 A-4 心电线

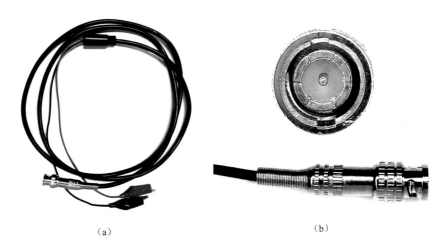

（a）

（b）

图 A-5 刺激线及其插头

（a）刺激线；（b）插头（正面和侧面）

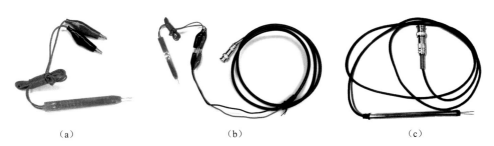

（a）

（b）

（c）

图 A-6 双针露丝电极及刺激线

（a）双针露丝电极；（b）双针露丝电极结合刺激线使用；（c）含电极的刺激线

附录 B 彩 图

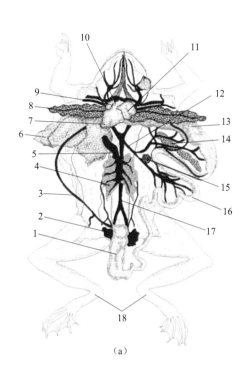

（a）

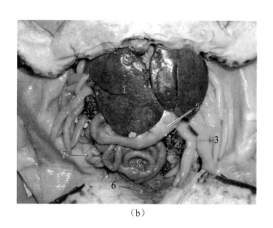

（b）

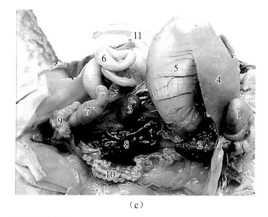

（c）

图 B-6 蛙类的内脏

（a）蛙类的主要器官示意图；（b）蛙类的解剖照片；（c）雌性蛙类的内脏标本

（a）1—结肠；2—膀胱；3—腹部静脉；4—肾；5—腔静脉；6—肝；7—心室；8—肺；

9—右心房；10—动脉干；11—左心房；12—腹腔系膜动脉；13—胃；14—胰；15—脾；16—小肠；17—背大动脉

（b）1—肝；2—胃；3—脂肪体；4—卵；5—回肠；6—膀胱；7—输卵管

（c）1—心脏（心室）；2—肺；3—脾；4—肝；5—胃；6—小肠；7—大肠；8—肾；

9—膀胱；10—输卵管；11—脂肪体

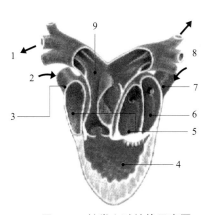

图 B-7 蛙类心脏结构示意图

1，8—富氧血；2—贫氧血；3—来自身体的静脉；

4—心室；5—右心房；6—左心房；

7—来自肺部的静脉；9—动脉

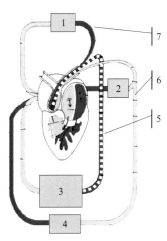

图 B-8 蛙类的 3 腔室血液循环系统

1—头；2—肺；3—身体其他部位；4—皮肤；5—混合血；

6—静脉血；7—动脉血

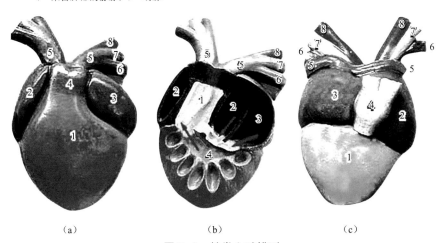

（a）　　　　　　　　（b）　　　　　　　　（c）

图 B-9 蛙类心脏模型

（a）腹面观；（b）内部剖视图；（c）背面观

（a）1—心室；2—右心房；3—左心房；4—动脉圆锥；5—动脉干；6—肺皮动脉弓；7—体动脉弓；8—颈动脉弓；

（b）1—螺旋瓣；2—右心房；3—左心房；4—心室；5—动脉干；6—肺皮动脉弓；7—体动脉弓；8—颈动脉弓；

（c）1—心室；2—右心房；3—左心房；4—静脉窦；5—肺静脉；6—肺皮动脉弓；7—体动脉弓；8—颈动脉弓